학습 8체질의학 II

체질침 처방에 관한 궁리

ECM Eleven Issues
Doctor of ECM Jhang, mido

Published in Korea by **Haenglimseowon**, 2013

ISBN 978 − 89 − 954501 − 0 − 9 93510

학습 8체질의학 II

체질침 처방에 관한 궁리

장迷道

杏林書院

나는 온몸으로 세상을 밀며 나가는
한 마리의 달팽이와 같다.

| 감사의 말 |

이 책에 포함된 자료를 제공하여 주신 분들께 깊이 감사드립니다.

김대현 김도희 김민석 김상훈 김지권 류상현 박영수
박재정 서용원 염태환 이회식 조병제 최경규 최병일

Only one path

나는 입문 이래 16년째 골몰하고 있지만, 8체질의학을 정말 잘 모른다. 그래도, 그래서 늘 궁리를 한다.

삶은 외길이다.

우리는 태어나서 생명의 근원으로 돌아갈 때까지 삶이란 길을 걸어간다. 삶의 어떤 한 지점에서 미래를 향해 내가 선택할 수 있는 길은 여러 갈래지만, 한 방향으로 길을 잡아 계속 나아가서 뒤를 돌아보면 지난날 내가 걸어온 길은 오직 하나뿐이다. 그 시점에서 다시 먼 미래로 흘러가서 지나온 길을 돌아본다고 해도 결과는 같을 것이다. 그런 의미에서 세상의 모든 생명체가 가는 길은 제각각 하나다. 이를 우주로 확장한다면 우주가 도달하려는 길도 결국은 외길이다. 이 세계는 그런 틀 속에서 나아가고 있다.

그러니 남은 내 삶은 다른 선택의 여지가 없이 여전히 잘 모르는 8체질의학에 담보되어 있는 것 같다.

누군가 멧돼지를 잡으려고 화살을 날렸다. 그 화살은 멧돼지의 몸에 박혀서, 저잣거리에 와서 죽은 멧돼지와 함께 발견되었다. 사람들은 그 화살이 자신들이 평소 사용하던 것과는 다르게 높은 수준의 물건이라는 것을 금방 알았다. 그래서 화살을 거리에 걸어놓고 이 사람 저 사람이 그 화살을 보면서 새 것을 만들어보기도 하고, 자신의 활에 실어서 쏴보기도 했지만 저마다 신통치 않았다. 그 화살에 대해 잘 몰랐기 때문이다.

그 화살의 임자는 마음만 먹는다면 언제든지 거리에 와서 화살을 도로 집어가면 그만이다. 그러면서 사람들을 향해, 그 화살로 봉황을 잡고 용가리도 쓰러뜨렸노라고 말하게 될지도 모른다. 우주를 이루는 모든 구성체는 함께 맞물려 돌아간다.

판타지란 자기가 실지로 가지 못한 길이다. 그러므로 판타지는 타방과 어울리지 않고서도 홀로 가능하다.

모든 책이 정답을 제시해야 할 필요는 없다고 생각한다. 혹시 이 세상에 정답을 제시하는 책은 존재하지 않는지도 모른다. 화석으로 남은 공룡의 뼈를 발굴하고, 이들 뼈 조각으로부터 공룡의 전체 골격을 추정하고 복원하는 지질학자나 고생물학자와 비슷한 심정으로 나는 이 작업을 한다.

학부시절에 새벽공부를 시켜주셨던 소애(小涯) 맹화섭(孟華燮) 선생님은, '책 한 권을 사서 거기에서 처방 하나를 골라 한 환자에게 줄 약을 지을 수 있다면 그 책값은 능히 건지는 거라.' 하시며 책 사는 데 인색하지 말 것을 당부하셨다.

여기에 내가 뜻도 모르면서 적고 만들어 놓는 것 중에서, 눈 밝은 이가 처방 하나를 골라 한 환자의 고통을 덜어줄 수 있다면, 내 궁리가 헛수고는 아닐 거라고 스스로 위무한다.

2013. 9. 17
장迷道

| 차례 | Contents

Tip

一鍼 二藥 三食

체질침을 시술하는 행위는 우리 몸에 대한 가장 적극적인 개입이다.

1

1973년
癸丑年

8체질의학의 역사에서 1973년은 아주 중요한 해이다. 권도원 선생은 53세였다. 당시의 한국사회는 박정희 정권이 1972년의 10월 유신을 기치로 장기집권을 향해 온힘을 쏟던 살벌한 시대였다.

이런 시대에 체질침 3단방이 구상되었고, 「2차 논문」이 발표되었으며, 이를 통해 수정된 체질맥도가 제시되었다. 권도원 선생은 명지대 교수직을 얻고 대학의 일원이 되었으며, 명지대학 논문집에 실을 국역본을 준비하면서 그의 머릿속에서는 이미 8체질의 내장 구조가 변경되고 있었다.

■ 8체질의학에서 내장구조 배열의 변화에 관한 궁리

체질침(體質鍼)의 체계를 이해하기 위해서는 체질침에서 사용되는 부호(符號)에 대한 이해가 먼저 필요하다. 기본적인 부호를 아래에 두 개의 표로 제시한다.

【표 1】 장부(臟腑)의 부호(符號)와 오행(五行)의 관계

I	II	III	IV	V	VI	VII	VIII	IX	X	III'	IV'
肝	膽	心	小腸	膵	胃	肺	大腸	腎	膀胱	心包	三焦
1	2	3	4	5	6	7	8	9	10	3'	4'
木		火		土		金		水		火	

장부혈[1] 부호와 오행의 관계를 간경(肝經)과 담경(膽經)을 예로 들어 본다.

【표 2】 장부 경락(經絡)과 장부혈(臟腑穴)의 부호, 오행의 관계

肝經(I')					膽經(II')				
I'1	I'3	I'5	I'7	I'9	II'8	II'10	II'2	II'4	II'6
大敦	行間	太衝	中封	曲泉	竅陰	俠谿	臨泣	陽輔	陽陵泉
木	火	土	金	水	金	水	木	火	土

---

1 체질침에서는 소위 오수혈(五腧穴)을, 장부를 직접 조절할 수 있는 경혈이라는 의미로 장부혈이라고 부른다.

동호(東湖) 권도원(權度杬) 선생의 체질침(Constitution-Acupuncture) 논문은 모두 네 편이 있다.

【표 3】 체질침(Constitution-Acupuncture) 논문

년도	약칭	논문 제목	수록 매체
1962. 9.	「62 논문」	「The Constitutional Acupuncture」	미발표
1965. 10.	「1차 논문」	「A Study of Constitution-Acupuncture」	『國際鍼灸學會誌』
1973. 9.	「2차 논문」	「Studies on Constitution-Acupuncture Therapy」	『中央醫學』
1974. 1.	「明大 논문」	「Studies on Constitution-Acupuncture Therapy」	『明大論文集』

「62 논문」은 권도원 선생이 1962년 4월에 한의사가 된 후, 바로 국제적인 학술대회에서 자신이 고안한 체질침에 관한 내용을 발표하기 위해 준비한 것이다. 이 국제학회는 중화민국 타이베이에서 1962년 10월 6일부터 3일간 열렸던 제12차 국제침술학회이다. 대회 주최 측인 중화민국침구학회로부터 참가 승인도 받고, 서울시한의사회가 주최한 한의학연구발표회[2]를 통해 사전발표도 하였으나, 여권 수속 문제가 얽혀서 학술대회에 참석하지 못했다. 그래서 이 논문은 미발표로 남았다. 이 논문에는 체질침의 성립과 운용에 관한 기본적인 원리가 모두 수록되어 있다.

1962년에 국제학회 참석 도전에서 처음 실패한 후 권도원 선생은 두 번째 시도를 했다. 하지만 1965년 5월에 오스트리아 빈에서 개최된 제13차 국제침술학회 참석이 국내의 외환사정 때문에 출국 직전에 불발되었다. 「1차 논문」은 이런 두 번의 실패를 딛고 이루어진, 대한한의사협회로서도 첫 해외 학술대회 진출이라는 영예를 얻은 논문이다. 1965년에 일본 도쿄, 동경문화회관(東京文化會館)에서 10월 18일부터 20일까지 열린 국제침구학회에서 발표하였다. 체질침의 공식적인 첫 발표 논문이라서 '1차 논문(1st paper)'이라고 부른다.

---

2 서울특별시 한의사회가 주최한 제1회 한의학연구발표회.
 : 1962년 9월 28일 오후 6시에 서울시민회관 소강당에서 열렸다. 권도원 선생은 '체질침구학에 대하여'
 란 제목으로 발표하였다. 자료출처 : 『의림』 34호, pp. 54~55.

이 논문으로 8체질의 기본방(基本方)을 처음 발표했다. 기본방이란 지금의 체질침 체계에서는 1단방이다. 기본방이 가진 의미는 각 체질의 병근(病根)을 조절하여 '정돈(整頓) 효과'를 노리는 것이다.

「2차 논문」으로 체질침 체계는 장방(場方)[3]의 개념을 갖게 된다. 이 장방들 중에서 최강 기능을 가진 장방을 기본방으로 하고, 나머지 장방을 배합하여 치료처방을 성립시켰다. 이렇게 성립한 체질침 2단방은 기본방에 부방(副方)이 배합되어 각각 다른 치료의 목표가 설정되는 계통성을 보여준다. 이로써 「2차 논문」은 '체질침 2단방의 세계'를 보여주었다고 말할 수 있다. 기본방이 국기봉이라면 2단에 서는 부방은 각 국기봉에 걸린 각 나라의 국기들이라고 할 수 있다. 성조기가 걸리면 미국을, 유니온 잭이 걸리면 영국을, 해가 그려진 국기라면 일본을 상징한다. 국기봉에 걸린 국기에 따라 각 나라를 상징하듯이 기본방에 배합된 부방에 따라 치료의 목표가 달라진다. 이렇게 8체질에 각각 사용할 수 있는 장계염증방, 부계염증방, 활력방, 살균방, 정신방 등이 만들어졌다. 체질침 처방의 구조에 관한 공식적(公式的)인 발표는 이것이 끝이다.

「명대 논문」은 「2차 논문」을 『명대논문집』에 재수록하면서 논문의 뒷부분에 '8체질이론에 기초한 음식분류법'을 추가한 것이고, 영문으로만 발표했던 기존의 체질침 논문과 달리 영문본에 국역문(國譯文)을 추가하여 실었다.

8체질의 내장구조는 권도원 선생의 체질침 첫 논문인 「62 논문」를 기준으로 공식적으로는 두 번의 변화[4]가 있었다. 그런데 각 체질의 내장구조에서 병근(病根)을 중심으로 하여 장부 사이의 관계를 살펴보면, 왕상휴수사(旺相休囚死)의 구조[5]는 일관되게 유지되고 있다.

---

3 場方 : 각 장(場)들의 서로 다른 요청에 부응하여 만든 침 처방.
4 첫 변화 : 「1차 논문」, 1965년.
   두 번째 변화 : 「영양학회 논문」, 1985년.
5 김민수, 「사암침법과 8체질침법 처방의 조성 원리에 대한 비교 연구」, 『대한침구학회지』 제24권 제6호, 2007. 12.
   旺相休 : 病根과 相生 관계
   囚死 : 병근과 相剋 관계

【표 4】 내장구조 배열의 변화

	「62 논문」 1962년		「1차 논문」 1965년		「영양학회 논문」 1985년
太陽	肺〉膵〉腎〉心〉肝	HI	大腸〉膀胱〉胃〉小腸〉膽	金陰	大腸〉膀胱〉胃〉小腸〉膽
	金〉土〉水〉火〉木	HII	肺〉膵〉心〉腎〉肝	金陽	肺〉膵〉心〉腎〉肝
少陽	膵〉心〉肺〉肝〉腎	SI	胃〉大腸〉小腸〉膽〉膀胱	土陰	胃〉大腸〉小腸〉膽〉膀胱
	土〉火〉金〉木〉水	SII	膵〉心〉肝〉肺〉腎	土陽	膵〉心〉肝〉肺〉腎
太陰	肝〉心〉腎〉膵〉肺	JI	肝〉心〉腎〉膵〉肺	木陽	肝〉腎〉心〉膵〉肺
	木〉火〉水〉土〉金	JII	膽〉小腸〉膀胱〉胃〉大腸	木陰	膽〉小腸〉胃〉膀胱〉大腸
少陰	腎〉肝〉肺〉心〉膵	MI	腎〉肝〉肺〉心〉膵	水陽	腎〉肺〉肝〉心〉膵
	水〉木〉金〉火〉土	MII	膀胱〉膽〉大腸〉小腸〉胃	水陰	膀胱〉膽〉小腸〉大腸〉胃

　　「62 논문」의 내장구조 배열 원리는 '최강장기와 상생 관계'인 장기와 '최강장기와 상극 관계'인 장기를 구분하여 배열한 것이다. 그리고 태양인과 태음인, 소양인과 소음인은 내장구조 배열이 정반대이다.

　　「62 논문」의 체질별 환자분포 비율[6]은 문제가 많다. 감별 오류가 많았을 것이다. 「62 논문」에서 보이는 체질감별 오류의 고민으로부터 권도원 선생은 체질맥 구상[7]과 발견에 더 집중했을 것이다. 그런 고민의 결과가 「1차 논문」에서 HI, HII, SI, SII, 네 체질의 내장구조 변경으로 나타났다고 생각한다.

　　그런데 1964년에 체질맥을 발견하게 된 사건이 오히려 내장구조의 조기 확정을 지연시킨 것이 아닌가 짐작한다. 유동맥(流動脈)을 가진 네 체질[8]의 내장구조는 「62 논문」의 체계를 「1차 논문」에서도 계속 유지하고 있고, 양체질(陽體質)과 음체질(陰體質)의 구조도 동일하다. 양체질과 음체질의 체질맥상이 유사하므로 내장구조도 유사할 것이라고 생각한 것 같다.

6　소음인 61%, 소양인 23%, 태음인 13%, 태양인 3%.

7　권도원 선생이 작도(作圖)한 최초의 체질맥도는 구상되었다고 생각한다.
　　이강재, 「8체질의학에서 체질맥도 성립에 관한 궁리」, 2013년.

8　JI, JII, MI, MII

공식적으로는 「1차 논문」과 「2차 논문」의 내장구조는 동일하다. 「1차 논문」의 내장 구조는 아래 표와 같이 이루어져 있다.

【표 5】「1차 논문」의 내장구조

체질	最强	次强	中	弱	弱	最弱	次弱	中	强	强	체질
HⅠ	Ⅷ	Ⅹ	Ⅵ	Ⅳ	Ⅱ	Ⅰ	Ⅸ	Ⅲ	Ⅴ	Ⅶ	HⅡ
金陰	金	水	土	火	木	木	水	火	土	金	金陽
SⅠ	Ⅵ	Ⅷ	Ⅳ	Ⅱ	Ⅹ	Ⅸ	Ⅶ	Ⅰ	Ⅲ	Ⅴ	SⅡ
土陰	土	金	火	木	水	水	金	木	火	土	土陽
JⅠ	Ⅰ	Ⅲ	Ⅸ	Ⅴ	Ⅶ	Ⅷ	Ⅵ	Ⅹ	Ⅳ	Ⅱ	JⅡ
木陽	木	火	水	土	金	金	土	水	火	木	木陰
MⅠ	Ⅸ	Ⅰ	Ⅶ	Ⅲ	Ⅴ	Ⅵ	Ⅳ	Ⅷ	Ⅱ	Ⅹ	MⅡ
水陽	水	木	金	火	土	土	火	金	木	水	水陰

「1차 논문」의 내장구조는 병근(病根) 위주[9]의 내장구조 배열이다. 각 체질 상호간의 전체적인 내장구조의 균형을 살피지는 않았고, 병근에 집중하였다. 1병형(病型)의 네 체질은 최강(最强)이 차강(次强)을 도와주는 구조이고, 2병형의 네 체질은 차약(次弱)이 최약(最弱)을 도와주는 구조이다. 내장구조에서 병근을 기준으로 삼은 것을 보면 병리적인 성향에 따라 내장구조에도 차별이 있을 것이라고 판단한 것 같다.

「1차 논문」과 「2차 논문」의 내장구조가 동일하다는 증거는 「2차 논문」의 내용 중에서 찾을 수 있다. 「2차 논문」의 내용 중에 목음체질(Jupita)[10]의 부염부방인 담사방(膽瀉方)은 [Ⅵ6Ⅱ6 Ⅳ4Ⅱ4[11]], 이 네 혈이다. 여기에 위경(胃經)의 송혈(送穴)인 족삼리[Ⅵ6]가 사용되었다. 「1차 논문」의 내장구조로 보면 목음체질에서 위(胃)는 2약(弱) 장기이다. 공식적으로

---

9 여당 : 6장부의 다수주도체
10 Ⅷ 〈 Ⅵ 〈 Ⅹ 〈 Ⅳ 〈 Ⅱ
11 土(+) 火(−)

1985년 이후에 확정된 내장구조로 보면, 목음체질에서 위(胃)는 중간장기[12]이므로 위경에 속한 장부혈을 쓸 수는 없다. 위경에 속한 송혈이 사용되었다는 것은 「2차 논문」이 「1차 논문」의 내장 구조를 그대로 이어받고 있다는 증거가 된다.

다른 체질에서도 살펴보면 수음체질(Mercuria)[13]의 부염부방인 방광사방(膀胱瀉方)은 [Ⅳ4Ⅹ4 Ⅱ2Ⅹ2[14]], 이 네 혈이다. 소장경(小腸經)의 송혈인 양곡[Ⅳ4]이 사용되었다. 수음체질에서 소장(小腸)은 2약 장기이다. 살균방[Ⅰ肝瀉方/Ⅸ腎瀉方]에서도 동일한 형식으로 췌경의 송혈[Ⅴ5]과 심경의 송혈[Ⅲ3]이 사용되었다. 위 목음체질의 경우와 마찬가지로 1985년 이후에 확정된 내장구조로 보면, 수음체질에서 심과 소장은 중간장기[15]이므로 심경과 소장경에 속한 장부혈을 쓸 수는 없다.

체질침의 화(火) 조절처방은 체질침의 장부방(臟腑方) 발전과정, 즉 내장구조의 변천과는 별개의 과정을 통해 발전하였다.

【표 6】 체질침 논문에서 화(火) 조절법

「62 논문」	화조절법	심/소장 심포/삼초 길항관계
「1차 논문」	내부적인 화/외부적인 화	
「2차 논문」	정신방 제시	자율신경조절

「62 논문」의 화조절법은 심소장(心/小腸)과 심포삼초(心包/三焦)가 길항관계라는 인식 위에서 시도되었다. 「1차 논문」에서는 화조절법을 별도로 제시하지는 않고, 내부적인 화와 외부적인 화의 구분[16]에 대해서 언급했다. 그리고 「2차 논문」에서는 자율신경을 조절하는 역할을 맡은 정신방을 제시하였다. 현재의 자율신경방 체계를 통해 고찰해 보면 「2차 논문」의 정신방은 내장구조를 고려하지 않았다. 다만 교감신경긴장형과 부교감신경긴장형의 구분에 따라 체질 자체의 자화와 상화의 강약구조를 고려하였다. 8체질의 내장구조와는

---

12 Ⅷ 〈 Ⅹ 〈 Ⅵ 〈 Ⅳ 〈 Ⅱ
13 Ⅵ 〈 Ⅳ 〈 Ⅷ 〈 Ⅱ 〈 Ⅹ
14 火(+) 木(−)
15 Ⅵ 〈 Ⅷ 〈 Ⅳ 〈 Ⅱ 〈 Ⅹ
16 Dowon Kuan, 「A Study of Constitution−Acupuncture」 1965. p. 33.

별개로 8체질은 8종의 자율신경 불안정 상태를 보인다는 것이다.

【표 7】 8체질과 자율신경 불안정 상태

H I/Ⅱ M I/Ⅱ	교감신경긴장형	心/小腸 A(+)	心包/三焦 R(−)
J I/Ⅱ S I/Ⅱ	부교감신경긴장형	심/소장 R(−)	심포/삼초 A(+)

아래 표는 「2차 논문」의 장방(場方) 관계표이다. 각 체질에서 장방과 병근과의 관계를 보여준다.

【표 8】 「2차 논문」의 장방 관계표

체질	金陰	金陽	土陰	土陽	木陽	木陰	水陽	水陰
기본방	Ⅷ	Ⅰ	Ⅵ	Ⅸ	Ⅰ	Ⅷ	Ⅸ	Ⅵ
(병근)	金	木	土	水	木	金	水	土
장염방	Ⅳ 火	Ⅶ 金	Ⅱ 木	Ⅴ 土	Ⅶ 金	Ⅳ 火	Ⅴ 土	Ⅱ 木
관계	火克金	金克木	木克土	土克水	金克木	火克金	土克水	木克土
활력방	Ⅲ 火	Ⅷ 金	Ⅰ 木	Ⅵ 土	Ⅷ 金	Ⅲ 火	Ⅵ 土	Ⅰ 木
부염방	Ⅱ 木	Ⅴ 土	Ⅹ 水	Ⅲ 火	Ⅴ 土	Ⅱ 木	Ⅲ 火	Ⅹ 水
관계	金克木	木克土	土克水	水克火	木克土	金克木	水克火	土克水
살균방	Ⅰ 木	Ⅵ 土	Ⅸ 水	Ⅳ 火	Ⅵ 土	Ⅰ 木	Ⅳ 火	Ⅸ 水
마비방	Ⅶ 金	Ⅱ 木	Ⅴ 土	Ⅹ 水	Ⅱ 木	Ⅶ 金	Ⅹ 水	Ⅴ 土
관계	表裏							

미공개	X 水	IX 水	VIII 金	VII 金	III 火	VI 土	I 木	IV 火
	IX	X	VII	VIII	V	V	II	III
관계	金生水	水生木	土生金	金生水	木生火	土生金	水生木	火生土
정신방	IV	III'	IV'	III	III'	IV	III	IV'
자율신경	교감신경긴장		부교감신경긴장		부교감신경긴장		교감신경긴장	

8체질의 최종적인 내장구조는 공식적으로 1985년 이필자의 논문[17]을 통해서 세상에 알려졌다. 하지만 이 사실로부터 권도원 선생이 8체질의 내장구조를 1985년에 확정하였다고 단정하는 것은 어리석은 짓이다. 8체질의 내장구조는 위에서 제시한 증거를 통해서 살펴본 것처럼 체질침 「1차 논문」과 「2차 논문」이 동일하다. 「2차 논문」에 체질영양법을 추가한 「명대 논문」도 체질침 부분은 동일한 내용을 담고 있으므로 동일한 내장구조를 배경으로 한다.

그런데 권도원 선생은 「명대 논문」에 후학들을 위해 부비트랩을 하나 설치해 놓았다. 아래 인용문을 보자.

금양체질과 금음체질은 선천적으로 완전히 독립된 두 체질이며, 상관성을 비교하면 이 두 사이보다 금양체질과 토음체질이, 그리고 금음체질과 수양체질이 더 가까운 내장구조로 되어 있다. 그러나 금양체질은 금양, 금음의 양 체질에게서만 생산되고 토음체질에서 생산될 수 없으며, 금음체질은 수양체질에서 생산되지 않는다. 이것이 또한 금양 금음 양 체질의 상관성이다.[18]

위 내용은 「명대 논문」 국역본(國譯本)에서 8체질의 명칭을 개정한 이유에 대한 설명으로 각주로 달린 것이다. 영문본(英文本)에는 번역 명칭이 없으므로 당연히 각주가 없다.

---

17 이필자, 「체질의학의 체질분류법에 따른 식품기호도와 영양상태의 상관성에 관한 연구」, 『한국영양학회지』 제18권 제2호, 1985, pp. 155~166, 「영양학회 논문」이라고 약칭한다.
18 권도원, 「체질침 치료에 관한 연구(국역문)」, 『명대논문집』, 1974. p. 608.

이 각주의 내용을 좀 꼼꼼히 들여다 보자. 앞에서 「1차 논문」과 「2차 논문」의 내장구조는 동일하다는 것을 증명했다.

위 인용문에 등장한 네 체질의 내장구조는 아래와 같다.

【표 9】금양체질, 금음체질, 토음체질, 수양체질의 내장구조

「1차 논문」		「2차 논문」&「명대 논문」	
HESPERA Ⅱ	肝〈腎〈心〈膵〈肺	HESPERO	肝〈腎〈心〈膵〈肺 木〈水〈火〈土〈金
금상인 臟質		금양체질	
HESPERA Ⅰ	大腸〉膀胱〉胃〉小腸〉膽	HESPERA	大腸〉膀胱〉胃〉小腸〉膽 金〉水〉土〉火〉木
금상인 腑質		금음체질	
SATURNA Ⅰ	胃〉大腸〉小腸〉膽〉膀胱	SATURNA	胃〉大腸〉小腸〉膽〉膀胱 土〉金〉火〉木〉水
토상인 腑質		토음체질	
MERCURIA Ⅰ	腎〉肝〉肺〉心〉膵	MERCURIO	腎〉肝〉肺〉心〉膵 水〉木〉金〉火〉土
수상인 臟質		수양체질	

이 네 체질을 오행 구조로 비교해보면 다음과 같다.

【표 10】금양체질, 토음체질, 금음체질, 수양체질의 내장구조 비교

체질	내장 오행구조	체질	내장 오행구조
금양체질	木〈水〈火〈土〈金	금양체질	木〈水〈火〈土〈金
토음체질	水〈木〈火〈金〈土	금음체질	木〈火〈土〈水〈金
금양체질	木〈水〈火〈土〈金	금음체질	木〈火〈土〈水〈金
금음체질	木〈火〈土〈水〈金	수양체질	土〈火〈金〈木〈水

8체질의 유사성은 전적으로 병근에 치중한다. 내장구조를 오행체계로 바꾸어 비교해보면, 금양과 금음 사이보다 금양과 토음 사이가 더 가깝다는 언급은 이해가 되지만, 금

양과 금음보다 금음과 수양 사이가 더 가깝다는 설명은 설득력이 매우 부족하다.

"금양과 금음보다 금음과 수양 사이가 더 가깝다."가 성립하기 위해서는 「1차 논문」의 내장구조가 아니라 1985년에 공개한 「영양학회 논문」의 내장구조가 필요하다. 「영양학회 논문」의 내장구조에 따라 다시 비교해 보자.

【표 11】 금양체질, 금음체질, 수양체질의 내장구조 비교

체질	「영양학회 논문」의 내장 오행구조
금양체질	木 〈 水 〈 火 〈 土 〈 金
금음체질	木 〈 火 〈 土 〈 水 〈 金
금음체질	木 〈 火 〈 土 〈 水 〈 金
수양체질	土 〈 火 〈 木 〈 金 〈 水

이제야 병근에 가까운 금(金)과 수(水)의 자리에서 금음체질과 수양체질이 비로소 유사해 보인다. 어떻게 이런 일이 벌어졌을까? 「1차 논문」의 내장구조를 유지하고 있는 「2차 논문」에 왜 엉뚱한 내용이 끼어든 것일까? 매사에 철두철미한 권도원 선생이 왜 이런 실수를 했을까?

현재와 같은 8체질의 내장구조는 1985년에 공식적으로 발표되었다. 하지만 이 발표는 권도원 선생 자신이 의도한 바는 아니었다. 이필자의 논문 내용에 8체질의 내장구조가 필요했고, 그것이 인용되면서 소개된 것이다.

권도원 선생의 머릿속에서는 이미 「명대 논문」을 준비하던 시기에 내장구조가 변경되어 있었던 것이다. 이런 혼자만의 인식[19]이, 영문으로 『중앙의학』에 발표한 「2차 논문」에는 원래 없던 각주를, 「명대 논문」 국역본(國譯本)에 추가하면서 전후사정을 재 볼 여유가 없이 무심코 표출되었던 것이다.

정리해보면 이렇다. 공식적으로 1973년 9월에 체질침의 「2차 논문」이 『중앙의학』을 통해 발표되었다. 그리고 권도원 선생은 명지대 한방의료원장으로 근무하게 되면서, 명지대

---

19 공식적인 발표 없이 혼자만 갖고 있던 인식.

학교 논문집인『명대논문집』에「2차 논문」의 내용에 체질영양법[20]을 추가한「명대 논문」을 수록하게 된다.『명대논문집』은 1974년 1월에 발간되었으므로 논문 수록과 관련한 작업들은 1973년 9월과 12월 사이에 진행되었을 것이다.

아마도 9월과 12월의 어느 때쯤에 내장구조 변경의 아이디어가 생겼고 그 내용을 스스로 확정하고 있었을 것이다. 그리고 또 하나의 중요한 사건인 체질침의 3단방 구상도 1973년 초반에 시작되어 함께 진행되고 있었다. 부가적으로「2차 논문」의 체질맥도는「1차 논문」과 다르다. 그러니 1973년 9월에「2차 논문」을 발표하기 전에 체질맥도에 대한 수정 작업이 있었을 것이다. 8체질의학을 지탱하고 있는 여러 중요한 부분에서 다양한 변화가 준비되고, 구상되고, 시도되고 있었던 셈이다.

이런 연유로 체질침 3단방의 구상과 실험, 거기에다 내장구조의 변경을 반영한 논문을 새로 쓰기에는 시간이 너무 촉박했고, 그런 체계를 검증할 여유도 없었다. 그래서「명대 논문」은「2차 논문」과 같은 내용으로『명대논문집』에 수록할 수밖에는 없었다고 생각한다. 고의였던지 실수였던지 내장구조 변경에 대한 힌트는 그렇게 부비트랩처럼「명대 논문」의 국역문(國譯文) 각주에 자리를 잡았던 것이다.

---

20 8체질이론에 기초한 음식분류법.

▣ 체질침 3단방의 성립

체질침 3단방은 「2차 논문」 발표를 준비하던 시기인 1973년 초반에 성립하였다. 그러니까 2단방 체계를 공식적으로 발표한 시기에 이미 3단방이 성립했던 것이다. 3단방 성립의 아이디어는 전구(電球)였다.

이 아이디어를 이해하기 위해서는 8체질론의 독특한 화론(火論)인 자화(自火)와 상화(相火)의 관계에 대한 이해가 필요하다. 『동의보감』의 잡병편 「화문(火門)」에 유하간(劉河間)의 논설이 인용되어 있다. 유하간은 군화(君火)를 인화(人火)라고 하고, 상화를 용화(龍火)라고 하였다. 권도원 선생은 유하간의 이 언급에서 힌트를 얻어 자화를 내부적인 화(火)로 상화를 외부적인 화(火)로 인식했으며, 더 나아가 자화와 상화가 서로 길항관계(拮抗關係)에 있다는 인식으로 확장시켰다. 자화란 인체가 본디 지닌 생명력이고, 상화란 자화와 길항관계를 유지하여 서로의 균형을 맞추면서 생명체를 조절하는 외부(外部)의 에너지를 말한다. 지구(地球)에 있는 생물(生物)의 처지로 보면 태양(太陽)이 바로 상화이다.

체질침 3단방은 침처방(鍼處方) 세 개를 연이은 것인데, 그 구조는 다음과 같다.

【표 12】체질침 3단방의 처방구조

1단	기본방(本方)	병근 조절, 정돈, 주목(注目) 효과	전구(電球)
2단	치료 목표방	장계병(臟系病) / 부계병(腑系病)	전등갓
3단	신경방(神經方)	자율신경(自律神經) 조절	전기(電氣)

어두운 공간인데, 전구에 불이 켜지면 불이 켜진 곳으로 집중하게 된다. 그리고 전구 위에 갓을 씌우면 원하는 방향으로만 전구의 빛을 보낼 수 있다. 이 전등 빛은 전구의 용

량에 맞는 적당한 전압의 전기가 지속적으로 공급되어야만 유지된다. 그런데 그 전기는 먼 곳으로부터 온다. 바로 '먼 곳으로부터 온다'가 이 아이디어의 포인트이다. 그리고 적당한 전압이란 바로 '자화와 상화 사이의 균형[조화] 상태'를 말한다.

8체질 중에서 금양체질(Pul.), 금음체질(Col.), 수양체질(Ren.), 수음체질(Ves.), 이 네 체질은 교감신경긴장체질(Sympathicotonia)이고, 목양체질(Hep.), 목음체질(Cho.), 토양체질(Pan.), 토음체질(Gas.), 이 네 체질은 부교감신경긴장체질(Vagotonia)이다. 부교감신경긴장체질은 본디 자화가 상화보다 강하고, 교감신경긴장체질은 상화의 영향력이 자화보다 세다. 그래서 부교감신경긴장체질은 자화를 억제하는[상화를 강화하는] 신경방을 써야 하고, 교감신경긴장체질은 상화를 억제하는[자화를 강화하는] 신경방을 써야 한다.

이렇게 하여 최초에 성립한 3단방은 속칭, 관절염증방, 궤양방, 활력응용방, 바이러스방 등으로 부르는 것이다. 이 처방들의 구성을 목양체질(木陽體質, Hepatonia)을 예로 들어 아래 표에 제시한다.

【표 13】 목양체질의 내장구조(內臟構造)와 장부방(臟腑方) 구성

Hep.	木 〉水 〉火 〉土 〉金					
	I K²¹	IX D	III		V F	VII Z
+ (隨法)	VII'7 I'7	V'5 IX'5	III" P	III"5	VII'7 V'7	V'5 VII'5
− (迎法)	IX'9 I'9	I'1 IX'1		III"9	IX'9 V'9	I'1 VII'1
	II K'	X D'	IV		VI B	VIII V
+	VIII'8 II'8	VI'6 X'6	IV" P'	IV"6	VIII'8 VI'8	VI'6 VIII'6
−	X'10 II'10	II'2 X'2		IV"10	X'10 VI'10	II'2 VIII'2

---

21 장부방(臟腑方)을 영문(英文) 알파벳으로 표기하는 약칭(略稱)은 공식적인 것은 아니다.

【표 14】 목양체질의 초기 3단방 구조

처방명	1단	2단	3단	효능
	本方	치료 목표방	神經方	
ⅠⅦⅢ" 관절염증방	Ⅰ	Ⅶ	Ⅲ"	관절의 염증과 통증
	肝瀉方	肺補方	心包補方	
ⅠⅧⅢ" 활력응용방	Ⅰ	Ⅷ	Ⅲ"	근육의 무력, 순환 장애
	肝瀉方	大腸補方	心包補方	
ⅠⅤⅢ" 궤양방	Ⅰ	Ⅴ	Ⅲ"	궤양성 질환, 피부염
	肝瀉方	膵補方	心包補方	
ⅠⅥⅢ" 바이러스방	Ⅰ	Ⅵ	Ⅲ"	바이러스성 질환
	肝瀉方	胃補方	心包補方	

체질침 고단방(高段方)은 체질침 처방의 3단방 일부와 4단방, 5단방을 말한다. 체질침의 처방 개념은 5단방으로 끝난다. 6단방부터는 각 장부(臟腑) 위주로 바뀐다. 장부방(臟腑方)의 반복을 통해서 9단방까지 구성할 수 있다.

2

전구
電球

토머스 에디슨이 전구를 발명하기 전에 이 물건은 세상에 없었다.
바로 그 전구를 보고 생긴 아이디어로, 권도원 선생은 생명의 근원
으로부터 오는 에너지를 체질침의 체계 속으로 끌어 들였다.

　이로써 체질침은 오늘날 독보적인 침술의 지위를 획득하게 되
었던 것이다.

◼ 체질침(體質鍼) 3단방의 성립에 관한 궁리

1. 송광수(宋珖秀)의 『체질침의학(體質鍼醫學)』

동호 권도원 선생의 체질침 「1차 논문」[1]은 기본방의 체계이고, 「2차 논문」은 기본방과 부방을 조합한 2단방의 체계이다. 「2차 논문」이 나온 것은 1973년 9월이며, 「2차 논문」에 체질영양법을 추가한 「明大 논문」은 1974년 1월 1일에 『명대논문집』에 실렸다. 그런 후에 권도원 선생은 변화된 체질침의 구조와 체계를 논문이나 저작을 통해 공식적으로 발표하지 않았다. 현재 사용되고 있는 체질침 3단방과 소위 고단방(高段方)[2]들에 대하여는 그 구성 원리가 알려지지 않은 것이다.

그래서 3단방이 성립한 시기는 1974년 이후일 것이라고 막연히 짐작했다. 그런데 흥미로운 자료를 찾았다. 송광수가 지은『체질침의학』이란 책이다. 1981년 3월에 발간된 이 책의 저자소개에 보면 이 책은 1975년 6월 16일에 초판(初版)이 나왔다고 한다.

【표 1】 『체질침의학(體質鍼醫學)』의 저자소개

著述및製作　體質鍼醫學(初版 1975. 6. 16)
　　　　　　漢方連刺鍼實用新案 第　　號
　　　　　　玄庭體質鍼 意匠登錄 第　　號
　　　　　　體質鑑別과 瓜根療法(1980. 11. 16)

1　「A Study of Constitution-Acupuncture」, 1965. 10. 20. 도쿄 國際鍼灸學會에서 발표.
2　　3단방 일부와 4단방, 5단방을 말한다.

실지로 이 책은 책의 제목으로부터 내용에 이르기까지 권도원 선생의 체질침 체계를 모방하고 있다. 정확하게 표현한다면 도용(盜用)하고 있는 것이다. 타인의 학문성과를 도용하는 사람의 말을 그대로 믿어줄 수는 없겠지만, 권도원 선생이 당시에 시행하고 있던 체제를 그대로 베껴놓았다면 오히려 더 정확한 정보가 될 수도 있다는 판단이 들었다.

이 책의 초판을 찾을 수는 없었지만 일단 그 날짜를 믿어보자. 믿어볼 만한 내용이 있다. 이 책에서 소개하고 있는 체질별 식이법을 보면, 그 내용으로 미루어 염태환의『동의사상처방집(東醫四象處方集)』[3]과「明大 논문」[4]사이에 위치한다고 판단할 수 있다. 1967년부터 1974년 1월 1일 사이의 자료라는 것이다.

염태환이 소개한 8체질별 음식표의 내용에서 몇 개가 추가되었고, 8체질별 식이법을 공식문건을 통해 최초로 발표한「明大 논문」의 내용보다는 부족하기 때문이다. 그러므로 송광수가 이 책에 수록한 자료들은 1974년이 시작되기 이전에[5] 수집하였을 것이다.

그는 책에서 자신의 학회를 소개하였다. 그의 학회는 '한국체질침의학회(韓國體質鍼醫學會)'이다. 권도원 선생이 조직한 학회가 '한국체질침학회(韓國體質鍼學會)'이니 '의(醫)' 한 자를 더 추가한 것이다. 나는 이러한 사실로부터 아래와 같이 가정하였다.

1. 송광수는 권도원 선생이 조직한 한국체질침학회에 소속된 정식 회원이었다.
2. 그는 종로구 당주동(唐珠洞)에 있던 대원한의원[6]에도 자연스럽게 드나들었다.
3. 그는 대원한의원에서 환자들에게 나누어주는 체질별 식이표를 자연스럽게 입수하였다.
4. 그는 스스로 권도원 선생에게 치료를 받았거나 치료받는 사람을 참관할 기회가 자주 있었다.
5. 1974년과 1975년 사이의 어느 날, 모종의 이유 때문에 대원한의원을 더 이상 방문하지 못하게 되었다.
6. 그는 그때까지 수집한 체질침 관련 자료를 모아서 자신의 연구 성과인 것처럼『체질

---

3 1967년
4 1974년 1월 1일
5 일단 여기에서 기준 년도가 하나 생긴다. '1974년 이전'이다.
6 서울시 종로구 당주동 168번지

침의학』이란 책을 만들었다.[7]

이어지는 나의 궁리는 위에 제시한 가정(假定)을 기반으로 한다. 송광수가 책에서 제시한 처방을 분석하여 그의 인식체계를 파악해볼 수 있었다. 나는 처음, 아래 [표 2]에 나온 기본방을 보고 처방 내용을 아래처럼 세 줄로 나누어 배치해보고 우선 놀랐다.

【표 2】 간신허폐실발병 침처방

基本方	副方
중봉c	규음c
곡천p	협계p
경거c	위중c
음곡p	지음p
태계c	양계p
부류p	이간c
척택c	
어제p	
신문c	
소해p	[8]

중봉c 곡천p 경거c 음곡p

태계c 부류p 척택c 어제p

신문c 소해p

이 처방은 언뜻 보기에 체질침의 3단 구조라고 판단했기 때문이다. 마지막에 두 혈로만 구성한 심방(心方)이 위치해 있어서 더욱 그랬다. 그리고 이런 경우를 두 군데[9]서 더 발견했다. 하지만 책의 내용을 좀 더 자세히 검토해본 결과 나의 첫 판단이 틀렸다는 것을 알았다.

이 처방은 이런 구조로 배열된 것이었다.

---

7 나중에는 동일한 내용으로 침구사단체에서 주관한 국제대회에서 논문도 발표하기에 이른다.
8 『體質鍼醫學』, p. 159.
9 『體質鍼醫學』, p. 168, 172.

중봉c 곡천p 경거c 음곡p

태계c 부류p

척택c 어제p

신문c 소해p

그리고 副方으로 제시된 처방도 역시

규음c 협계p

위중c 지음p

양계p 이간c

이런 구조였다.

그래서 그가 제시한 처방의 구조를 분석해 보았다. 결론부터 말하자면 이 처방들은 권도원 선생이 「62 논문」에서 밝힌 체질침 구성원리로는 적절하지 않은 선혈(選穴)과 배혈법(配穴法)으로 나열되어 있다. 송광수는 나름대로 자기의 생각을 대입하여 처방을 구성해 본 것 같다.

그는 이 체질의 병리구조를 간신허폐실발병(肝腎虛肺實發病)으로 정하였고, 최약(最弱)한 간(肝)을 선두로 두고, 肝 〈 腎 〈 脾 〈 心 〈 肺 로 내장구조를 배열하였다. 처방에 관한 개별적인 분석은 아래 표와 같다.

【표 3】 간신허폐실발병 침처방 분석

基本方	
중봉c 곡천p 경거c 음곡p	病根이 되는 肝虛에 대하여 肝補方이다.
태계c 부류p	腎補
척택c 어제p	肺瀉
신문c 소해p	心瀉
副方	
규음c 협계p	膽補

위중c 지음p	膀胱補
양계p 이간c	大腸瀉

이 처방을 처음 본 후에 흥분하며 기대했던 것과는 달리, 처방 중에 있는 심방(心方)은 체질침의 3단방 말미에 위치하는 신경방(神經方)을 표현한 것은 아니었다.[10] 그러나 미리 실망할 필요는 없다. 송광수는 권도원 선생이 실지로 사용한 처방을 크게 훼손하지 않고, 마치 화석(化石)과 같이 이것을 그의 책 속에 묻어두었던 것이다.

나는 송광수의 책 『체질침의학』을 검토한 후, 아래와 같은 가설(假設)을 세웠다.

1. 권도원 선생은 「1차 논문」을 발표한 이후 곧바로 장방(場方)체계에 대한 개념을 세우고 기본방과 부방으로 조합된 새로운 체질침 처방의 체계를 시도하기 시작했다.[11]
2. 1973년이 되기 전에 「2차 논문」으로 발표할 체계를 완성하였다.
3. 1974년이 되기 전에 체질침 3단방에 대한 새로운 시도를 시작하였다.[12]

2. 송광수의 『체질침의학』에 대한 중간 결론

위의 가설과 함께 송광수와 관련하여 중간 결론을 내렸다.

1) 체질침의 원리와 운용법에 대해

송광수는 1974년이 되기 전에 대원한의원에서 체질침의 3단방이 시도되던 현장을 목격하였다. 그는 「62 논문」의 내용은 전혀 알지 못했고,[13] 그러므로 체질침의 기본 구성원리

---

10 신경방으로 운용된 心方을 보고 그것을 모방하였으나, 체질침의 체계에서 자율신경을 조절하는 神經方이라고 인식하고 쓴 것은 아니라는 뜻이다.

11 1973년 9월에 「2차 논문」을 발표하기 이전 7년 동안 기본방과 부방으로 조합한 체질침 처방으로 치료하여 자료를 축적하였다.
   "지난 7年間 10萬 餘回의 臨床觀察을 통해 이루어진 이 硏究는, 이 論文에 報告된 各 體質의 疾病에 對한 治療處方의 分類成果들을 獲得할 수 있었다." 「2차 논문」 緒言 中, 1973. 9.

12 「2차 논문」에 場方의 모든 방식을 보고하지 않은 것은 이 때문이라고 추리한다.

에 대한 이해가 없었다. 또한 체질침 3단방의 구조나 원리에 관해서는 전혀 이해하지 못했다. 거기에다가 체질침의 자침 순서에 관한 이해가 없었고, 체질침의 반복자침법이나 수(數)의 원리에 대해서도 알지 못했다.

2) 체질침 「1차 논문」에 대해

송광수는 「1차 논문」의 내용에 대해 알고 있었다. 하지만 영문으로 작성된 본 논문[14]을 보았는지는 미지수이고, 『대한한의학회보』에 발표된 요약논문[15]과 22호에 나온 도쿄 국제침구학회(國際鍼灸學會) 발표문[16] 만을 보았을 가능성이 많다.

3) 체질침 「2차 논문」에 대해

1970년대 초반에 송광수는 한국체질침학회에서 활동했다. 1972년 6월 8일자 경향신문 기사를 통해서, 체질침의 체계에 기본방과 부방이 있다는 것을 알았다.[17] 그가 「1차 논문」의 내용을 조금이라도 알고 있었다면 이 기사를 통해 체질침의 체계가 변하였다는 것을 알았을 것이다.

하지만 기본방과 부방으로 구분하는 것이 어떤 의미인지, 체질침의 체계에서 기본방과 부방으로 조합하여 시술하는 것이 어떤 의미가 있는지는 알지 못했다. 송광수는 기본방이 부방과 조합되어 운용되는 체질침의 체계, 즉 '2단방의 체계'를 공식 보고한 「2차 논문」과 그 이후의 체질침에 관한 자료는 보지 못했다.

---

13 이 논문은 공개되지 않았으므로 당연한 일이지만
14 「A Study of Constitution-Acupuncture」
15 「體質鍼 Constitution-Acupuncture」 1965년 5월 18일 작성. 1965년 7월 『대한한의학회보』 16호.
16 「體質鍼에 관한 연구」 1966년 1월 『대한한의학회보』 22호.
17 京鄕新聞, 1972년 6월 8일, [고칠 수 있는 病들]
　　"…… 우리나라에도 체질침이라 하여 이것을 개발해서 상당한 효과를 거둔 이가 있다. D한의원의 權度沅博士는 약 1백년 전인 李朝末의 漢醫 李濟馬가 《東醫壽世保元》에서 밝힌 인체의 4체질을 발전시켜 8개의 體質로 분리(金陽 金陰 土陽 土陰 木陽 木陰 水陽 水陰), 病이 다르더라도 체질이 같으면 치료법이 같다는 體質鍼을 놓고 있다. 이것을 基本方으로 하여 별도로 副方이 있는데 침 놓는 장소와 本數는 복잡한 계산에 의해 정하고 있다. 權博士는 치료범위를 광범위하게 잡고 있으며 痔疾 性病 蓄膿症 癩病 콜레라 등을 제외하고는 鍼이 거의 모든 병에 효과가 있다고 주장한다. ……"

4) 체질맥도에 대해

송광수가 책에서 제시한 맥도는 「1차 논문」의 맥도를 모방한 것이다. 「2차 논문」의 맥도는 보지 못했고 알지 못했다.

5) 신경방에 대해

그는 송혈(送穴) 없이 수혈(受穴)로만 운용된 소장방과 심방을 보았다. 그래서 그는 병근(病根)을 조절하는 처방 이외의 처방은 모두 송혈이 없이 수혈로만 운용된다고 인식한 듯하다. 송혈과 수혈에 대한 개념이 확실하지 않았으므로, 병근에 대한 조절은 네 혈을 쓰고, 나머지 장부는 두 혈만을 사용한다고 인식했던 것 같다. 그는 기본방과 부방이라는 용어만을 신문에서 확인하고, 그가 목격한 당시에 3단으로 시술되던 처방체계를 새로운 기본방이라고 인식했던 것 같다.

6) 모방 증거의 은닉

송광수는 자신이 책 내용이 권도원 선생의 체질침을 모방했다는 것을 회피하려고 자신의 책 내용을 의도적으로 16개 체질로 나누었다. 또 자신의 호(號)로 이름을 붙인 침기구[東然鍼]을 만들었는데, 이 또한 권도원 선생이 고안한 반자동식(半自動式) 장치인 체질침관을 모방한 것이다. 체질침관이 처음 제작된 것이 1971년이므로 그가 당주동 대원한의원에서 3단으로 이루어진 체질침 시술현장을 참관한 것은 최소한 1971년 이후[18]라고 판단할 수 있다.

7) 3단방 시술현장 목격

그가 제시한 기본방의 첫 네 혈이 비교적 「2차 논문」의 기본방에 근접해 있는 것으로 보아, 그가 권도원 선생의 실지 임상현장을 보고 체질침 처방을 수집한 때는 1960년대라기보다는 1970년대일 가능성이 높다.

8) 식이표 분석

그가 책에서 제시한 식이표를 검토해 보면 1967년에 나온 염태환의 『동의사상처방집』

---

18 여기에서 기준 년도가 하나 더 생긴다. '1971년 이후'이다.

의 내용보다는 조금 많고, 1974년 1월에 나온 「明大 논문」의 내용보다는 많이 부족하다. 그러므로 식이표는 1960년대 말의 자료일 가능성이 많다.

9) 송광수의 궁리

송광수는 3단방이 시술되는 것을 지켜보면서 자기 나름대로의 궁리를 했다. 또한 송혈과 수혈이 함께 사용되는 처방과 수혈만 사용되는 처방의 구별이 있는 것을 알고, 그것에 대하여도 궁리를 했다. 그래서 병근에 대한 조절 이외에 다른 처방들은 모두 '자경보사(自經補瀉)' 방식으로 처리했다.

10) 1971년 이후, 1974년 이전

이상에서 두 개의 기준 년도가 나온다. 송광수가 권도원 선생이 대원한의원에서 체질침 3단방을 시술하는 현장을 목격한 때는 1971년부터 1974년이 시작되기 전까지의 어느 날일 거라고 짐작할 수 있다.

3. 체질침 3단방 성립의 아이디어

권도원 선생은 어떻게 3단방의 아이디어를 얻었을까? 송광수는 1971년부터 1973년 말 사이에 권도원 선생의 대원한의원에서 체질침 3단방이 시술되는 현장을 목격하였고 그것을 자신의 책에 기록하였다.

신경방은 자율신경을 조절하는 처방으로 심경(心經)/소장경(小腸經)과 심포경(心包經)/삼초경(三焦經)을 이용하여 자화(自火)와 상화(相火)를 조절하는 화(火)조절 처방이다. 권도원 선생의 체질침 논문 체계에 나타난 화(火) 조절법에 관한 언급을 논문의 순서에 따라 살펴보자.

1) 「62 논문」[19]

「62 논문」에서 심/소장과 심포/삼초가 길항적 위치에 있다는 것과, 8체질을 부교감신경

---

19 「The Constitutional Acupuncture」 1962. 9. 7.

긴장형과 교감신경긴장형으로 양분(兩分)하면서 부교감신경긴장형은 심장부(心臟腑)가 강
(强)하고[心包臟腑가 弱하고], 교감신경긴장형은 심장부(心臟腑)가 약(弱)하다[心包臟腑가
强하다]고 규정한 것은 8체질의학의 중요한 기본 원리가 되었다.

> 心臟腑(심/소장)와 心包臟腑(심포/삼초)는 拮抗的 위치에 있다. 그래서 弱한 心臟腑
> 를 가지는 少陰人과 太陽人은 强한 心包臟腑를 가지며, 强한 心臟腑를 가지는 少陽人
> 과 太陰人은 弱한 心包臟腑를 갖는다. 심장부가 强한 소양인과 태음인은 큰 臟腑를
> 갖는[20] 유형의 부교감신경긴장형에 가깝고, 소음인과 태양인은 심포장부가 강해서 작
> 은 장부를 갖는[21] 유형의 교감신경긴장형에 가깝다. 고대인은 心臟腑를 君火, 人火라
> 고 하고, 心包臟腑를 相火, 龍火라고 하였다.

장경악(張景岳)은《유경도익(類經圖翼)》3권, 「경락(經絡)」에서 납천간법(納天干法)으로 경
락과 십간(十干)을 배속하면서 심, 소장과 심포, 삼초를 군화(君火)와 상화(相火)로 하여 동
등하게 병화(丙火)와 정화(丁火)로 배당하였다.

【표 4】 장개빈(張介賓)의 납천간법

天干	甲	乙	丙		丁		戊	己	庚	辛	壬	癸
十二經臟腑	膽	肝	小腸	三焦	心	包絡	胃	脾	大腸	肺	膀胱	腎
十二經符號	I	II	III	III	IV	IV	V	VI	VII	VIII	IX	X

심과 심포[丁], 소장과 삼초[丙]에 동일한 부호(符號)를 부여한 것이다. [22]

《동의보감》, 「잡병편」 권3 화문에 보면 금원사대가(金元四大家)인 이동원(李東垣)과 유
하간(劉河間)이 군화(君火)와 상화(相火)에 관해 언급한 대목이 나온다.

---

20 大內臟型
21 小內臟型
22 『體質鍼診療提要』廉泰煥, p. 79.

五行各一其性 惟火有二 曰君火人火也 曰相火天火也 〈東垣〉

人身有二火 曰君火猶人火也 曰相火猶龍火也 〈河間〉

고대인(古代人, the ancient) 유하간(劉河間)은 군화(君火)는 인화(人火)라고 했고, 상화(相火)는 용화(龍火)라고 했다. 《동의보감》에 인용된 인화와 용화에 대한 유하간의 설명은 현재 8체질론에서 쓰이는 개념과는 썩 맞지를 않는다. 하지만 군화와 상화를 인화와 천화, 혹은 인화와 용화라고 명확하게 상대적(相對的)인 개념으로 설정한 것을 권도원 선생은 놓치지 않았던 것이다.

화(火) 조절법에 대한 아이디어는 분명 《사암정오행(舍巖正五行)》의 군화방(君火方)과 상화방(相火方)에서 얻었을 것이라고 생각한다. 심장부와 심포장부가 길항적이라는 인식 하에 「62 논문」에서는 부증(副證)에 대한 치료법을 별도로 제시하고 있다. 이것은 심경/소장경과 심포경/삼초경을 응용한 체계적인 화조절법이다.

副證(dependent syndrome)은 主證(main syndrome)의 결과로 나타난다.

副證에 대한 치료는 반드시 1일 1회만 해야 한다.

주증(主證, main syndrome)은 1증과 2증으로, 1증은 최강장부가 원인이고, 2증은 최약장부가 원인인데, 부증은 주증의 결과로 나타난다고 하였으므로 부증의 원인 또한 최강장부나 최약장부와 관계가 있다는 의미이다.

체질에서 병근이란 각 체질의 내장구조에서 기인하므로 화조절법의 조건 또한 각 체질의 내장구조가 원인이라고 보아야 할 것이다. 그러므로 심/소장과 심포/삼초의 강약이 정해진 조건에 따라 그에 맞는 조절법을 조직해 놓은 것이다.

【표 5】 부증에 대한 처치[23]

Dependent Synd. 副證		Sign 徵候	治療方
1st	心弱	不安, 上腹部痛	陰谷 少海 a
	三焦强	頭部發汗過多	中渚 a

44

2nd	小腸弱	末端冷症, 耳鳴	通谷 前谷 a
	心包强	感染	中衝 a
1st	心强	心悸亢進	陰谷 少海 f
	三焦弱	眼花	中渚 f
2nd	小腸强	發汗過多	通谷 前谷 f
	心包弱	胸悶, 手掌熱	中衝 f
1st	小腸强	發汗過多	商陽 少澤 f
	心包弱	胸悶, 手掌熱	大陵 f
2nd	心强	心悸	經渠 靈道 f
	三焦弱	呼吸困難	天井 f
1st	小腸弱	末端冷症, 耳鳴	商陽 少澤 a
	心包强	皮膚異常, 感染	大陵 a
2nd	心弱	不安	經渠 靈道 a
	三焦强	小便異常	天井 a

2) 「1차 논문」[24]

「1차 논문」의 체질침 체계에서는 심포와 삼초의 역할이 없다.

心包와 三焦에 관한 설명은 생략한다.

8체질 치료처방 외에 거의 다른 치료가 불필요한데, 내부적인 화(internal ignis)와 외부적인 화(external ignis)에 따르는 보조적 치료(assistant therapies)가 있다.

---

23 「The Constitutional Acupuncture」 1962. 9. 7.
〈체질침〉 2001년에 김재희와 이강재가 번역함.
No.7 The Table of Constitutional Management 번역본에서 발췌함.
24 「A Study of Constitution-Acupuncture」, 1965. 10. 20.

체질침 「1차 논문」의 주인공은 체질맥도(體質脈圖)라고 할 수 있다. 그래서 초점을 분명하게 하고 불필요한 논란거리를 만들지 않기 위해 심포와 삼초에 관한 설명을 생략했던 것 같다.

다만 이 시기에 화조절법에 대한 어떤 다른 구상이 생겼던 것 같다. 군화는 인화이고 상화는 용화이니, 그것을 내부적인 화와 외부적인 화로 구분한 것은 「62 논문」의 개념을 그대로 이은 것이다. 보조적 치료(assistant therapies)란 아마도 후일(後日)의 정신방을 의미하는 것 같다. 화조절법은 자율신경 조절인데, 이것이 부증(副證) 치료에서 보조적(補助的) 치료로 개념의 변화가 일어나고 있었던 것이다.

3) 「明大 논문」[25]

8체질이란 8종의 자율신경 불안정 상태라고 할 수 있다. 그리고 정신방이 그런 자율신경의 불안정 상태를 치료한다고 명확하게 천명하였다.

精神方(Table 6)의 效果는 自律神經의 새 局面을 經驗하게 한다. 다시 말하면 8體質이란 바로 4種의 副交感神經緊張型과 4種의 交感神經緊張型을 意味하는 것으로 한 副交感神經緊張型의 治療處方으로 나머지 3副交感神經緊張型을 治療할 수 없으며 交感神經緊張型의 경우도 또한 그러하다. 그러므로 體質鍼 治療가 指摘하는 自律神經不安定(Vegetative Stigmate)은 八者 擇一的으로 分類되는 8種의 不安定 狀態이다.

그런데 「2차 논문」의 2단 처방 체계에서 자율신경을 조절하는 정신방은 다른 2단 처방들과 동등한 레벨이었다. 살균방이 세균성 질환을 목표로 하듯이 정신방은 간질(癎疾)을 제외한 정신질환과 자율신경 이상을 치료하는 개별적인 목표[26]를 가지고 있었던 것이다.

4) 「하나님攷」[27]

군화와 상화, 그리고 인화와 용화의 개념은 Internal ignis와 External ignis를 거쳐 「화

---

25 「Studies on Constitution-Acupuncture Therapy」, 1974. 1. 1.
　　「體質鍼 治療에 關한 硏究」
26 논문의 증례 4에서 喘息을 자율신경 이상으로 진단하고 정신방으로 치료하였다.
27 『기독교사상』 265호

리(火理)」[28]에 이르러 자화(Idiopyr)와 상화(Allelopyr) 개념으로 정립된다. 그런데 1983년으로 건너가기 전에 1980년 7월에 나온 「하나님攷」에 주목할 필요가 있다. 하느님이 아니라 하나님이라고 주장하는 것은 '유일신으로서의 창조주'란 개념 때문이다. 우주의 모든 생명체가 생명을 받은 근원은 유일신 창조주(創造主)이다.

권도원 선생은 1950년대 후반에 신학대학에서 학위 과정을 했고[29], 그 이후에 한의업의 길로 들어왔다. 그러므로 그의 의학사상은 기독교사상의 바탕에서 이루어졌다고 판단할 수 있다. 가령 인화(人火)와 용화(龍火)의 대비(對比)관계에서, 용화가 천화(天火)이며 천화는 인체 내부(internal)에 있지 않고 외부(external)에 있다는 개념으로의 발전에는, 창조론에 기반을 둔 기독교적 직관(直觀)이 작용했을 것이라고 짐작한다. 즉 창조론적으로 인체와 의학을 바라보는 태도는 그의 한의업 초창기부터 일관되게 견지되었을 것이다.

8체질론에서 바라보는 생명의 본질은 바로 火[불]이며, 생명인 불이 생명의 근원과 소통되는 통로가 바로 자율신경(自律神經)이다.

5) 전구(電球) 아이디어

이상에서 살펴본 바와 같이, 체질침 체계에서 3단방이 구상되기 이전의 화조절법은 아래와 같다.

1. 火조절법에 대한 아이디어는 《舍巖正五行》의 君火方과 相火方에서 얻었을 것이다.
2. 8체질을 부교감신경긴장형과 교감신경긴장형으로 兩分하면서 부교감신경긴장형은 心臟腑가 强하고(心包臟腑가 弱하고), 교감신경긴장형은 心臟腑가 弱하다(心包臟腑가 强하다)고 규정하였다.
3. 心/小腸과 心包/三焦가 서로 길항관계라는 인식을 바탕으로 한 '火조절법'이 「62 논문」에 있었다.
4. 「2차 논문」에 기본방과 부방을 조합하는 2단 처방이 나왔는데, 체질침의 2단 처방 체계는 1960년대 후반부터 시도된 것이다.
5. 기본방과 정신부방으로 조합된 정신방은 자율신경을 조절한다.

---

28 1983. 10. 24.
   영문번역본 『Pyrologos』 2002. 6. 영문 번역은 김기엽.
29 1958년 3월 석사학위 취득(한국신학대학 신과)

6. 精神副方은 열고(+) 닫는(−) 방식으로 두 개의 受穴로만 구성되어 있다.

권도원 선생은 1973년의 어느 날, 아주 특별한 상황에서 그를 비추던 전구에 집중하게 되었다. 그리고 그 전구로부터 정말 '번쩍'하는 아이디어를 얻는다. 그가 전구를 통해 얻은 것은 자율신경을 조절하는 처방인 신경방[30]을 체질침 처방의 구조에서 3단의 위치에 넣는 아이디어였다.

전등(電燈)은 아주 단순한 구조이다. 전구와 소켓, 전등갓, 그리고 천정으로부터 내려온 전선이 전부다. 전선을 통해 오는 전기 에너지는 눈에는 보이지 않고 멀리에서 온다. 전기 공급이 중단된다면 전구가 새 것이라도 결코 어두운 방을 밝혀줄 수 없다. 전구가 소켓에 들어 있고 소켓을 이은 전선에 전기가 들어와야 전등이 밝아진다. 비유하자면 전구는 1단이고, 전등갓은 2단이며, 전선을 통해 오는 전기가 3단이다.

생명력인 화(火)는 눈에 보이지 않는데, 생명체에 生命[불]이 있다는 증거는 바로 움직임[動]이다. 생명이 떠난 육체는 겉은 멀쩡해 보여도 절대 움직이지 않는다.

생명을 유지한다는 것은 자화와 상화가 각 체질의 조건에 맞는 항상성을 유지하면서 일정한 경계에서 늘 대치하고 있는 상태를 말한다. 그런데 다중적(多衆的)인 장부시스템의 불균형에 의해 자화와 상화의 조절시스템인 자율신경의 균형이 어긋나면 경락을 통한 장부의 조절만으로는 질병을 치료할 수 없는 상황이 된다.[31] 이런 경우에 자화와 상화를 통해 운용되는 생명체의 화리(火理) 시스템을 직접적으로 조절하는 처방이 바로 자율신경조절방, 즉 신경방이다.

"五臟之心 中央之太極也 五臟之肺脾肝腎 四維之四象也"《東醫壽世保元》「四端論」

동무(東武) 이제마(李濟馬)는 「사단론(四端論)」에서 위와 같이 천명하였다. 오장 중의 심(心)과 오장 중의 폐비간신(肺脾肝腎)은 그 위상(位相)이 다르다는 것이다.

---

30 自火를 조절하는 心方/小腸方과 相火를 조절하는 心包方/三焦方
자화가 강한 부교감신경긴장체질은 자화의 강함이 늘 문제이고, 상화의 영향력이 강한 교감신경긴장체질은 상화의 강함이 늘 문제이다.
자화의 명령은 심경과 소장경을 통하고, 상화의 명령은 심포경과 삼초경을 통한다.

31 우리 몸에서 두 가지 臟器 이상에서 문제가 생겼다면 그것은 우리 몸 안의 문제만은 아니다. 外界와 내 몸이 조화를 잘 이루고 있지 못함을 의미하고, 외계와 내 몸의 질서를 맞춰할 필요가 있다.

동무 선생의 언급과 연결하여 권도원 선생은 체질침에서 장부만을 조절하는 시스템은 2단이고, 자화와 상화를 조절하는 화리조절 시스템은 장부조절 시스템보다 상위 구조인 3단으로 해야 한다는 체계를 수립한 것이다.[32]

개별적인 처방이 충분한 치료효과를 발휘하지 못한다고 「2차 논문」에서 언급하였고 처방을 2단으로 구성하는 아이디어가 생긴 이상, 개별 처방을 3단으로 엮을 수 있다는 인식은 이미 시작되고 있었을 것이다. 그런 인식의 바탕에서 3단에 신경방을 위치시킴으로써 2단으로 조직된 체질침 치료체계보다는 차원이 다른 치료개념을 설정하게 된 것이다. 2단 처방 정신방을 넘어서서 자율신경 조절의 개념을 새로운 차원으로 정립한 것이다. 체질침 처방의 신세계가 열린 것이다.

4. 마무리

권도원 선생은 1973년의 어느 날 겪었던 경험을 사석에서 여러 차례 고백하였다. 나는 그 내용을 각기 다른 세 사람을 통해 전해 들었고 이 논편을 궁리한 바탕이 되었다. 그러던 중 송광수의 책에서 화석처럼 박혀 있던 결정적인 증거를 발견하였던 것이다.

권도원 선생은 1973년 초반의 어느 날, 특별한 상황에서 전구를 보고 아이디어를 얻어 체질침의 3단방을 구상하게 되었다. 아이디어의 실체는 전기(電氣)였다. 그것은 기독교적 창조론(創造論)에 근거한 생명(生命)의 근원(根源)에 관한 확인이었다.

---

32 신경방은 자율신경을 조절한다.
心/小腸 補와 心包/三焦 瀉는 동일하게 작용한다.
心/小腸 瀉와 心包/三焦 補는 동일하게 작용한다.
신경방의 구조는 아래와 같다.
金(+)木(−) / 土(−)水(+) 》 瀉
金(−)木(+) / 土(+)水(−) 》 補

3

배
船

배는 몸체와 스크루, 엔진으로 이루어진 한 몸[一體]이다. 다양한 종류의 배는 여러 다른 물자를 싣고서 목적지로 나른다. 그런데 같은 배라 하여도 상황에 따라 싣는 물자가 달라지고, 닿으려는 목적지가 다를 수 있다.

▣ 체질침의 set처방

맥도널드에 가면 햄버거 세트(set)가 있다. 보통은 햄버거, 콜라, 감자튀김으로 구성된다.

체질침 2단방[1]의 계통성[2]을 이어받아 성립된 초기의 체질침 3단방은 바로 관절염증방[KZP], 활력응용방[KVP], 궤양방[KFP], 바이러스방[KBP]이다.

그리고 이 네 처방에서 기본방[1st formula]의 자리에 새로운 처방들[3]이 들어가서, 확대된 1단 처방(1st formula) 그룹이 생겼고, 그래서 기본방의 의미가 확장된 아래와 같은 처방들이 성립하였다. DZP, DVP, DFP, DBP, K'BP', K'FP'와 같은 처방이다.

이 처방들까지는 3단방으로 자체의 의미를 가지고, 각 체질에서 동일한 형식과 구조로 동일한 치료효과를 지니고 있었다. 예를 들면, 관절염증방은 각 체질에서 공히 1단에는 병근(病根)이, 2단에는 병근의 길항장부가 서는 형식이고, 3단에 자율신경방이 오는 구조로 이루어졌고, 각 체질에서 제반 관절의 염증과 통증에 적용된다.

그런 후에 권도원 선생은 3단방을 다양한 방식과 형태로 실험하고 연구했다. 그렇게 하여 다양한 3단방들이 성립했다.

체질침의 set처방은 1단, 2단, 3단으로 구성된 3단방이다. 흔히 고단방[4]이라고 부르는 체질침 처방에 적용되는 처방 형식으로, 고단방에서는 1단방과 2단방에서 적용되는 기본방의 의미[5]는 사라진다. 3단으로 이루어진 set처방은 고단방을 구성하는 4th formula

---

1 장계염증방, 활력방, 부계염증방, 살균방
2 각 체질별로 장계와 부계로 나누어진 체질침 처방의 체계
3 K' D D'
4 체질침 고단방은 3단방 일부와 4단방, 5단방을 말한다.
5 기본방은 체질침 처방에서 치료의 기반을 다지는 처방이다. 선발대의 역할이라고 볼 수 있고, 주목효과와 정돈효과를 노린다.

나 5th formula와는 별도로, 1·2·3단이 한 몸으로 작용하며 3단방 자체로 개별적인 성격과 의미를 갖는다. 예를 들면 4단방은 'set처방+4th formula'이며 5단방은 'set처방+4th formula+ 5th formula'의 형식인 것이다.

이런 구성일 때 set처방은 해당 고단방의 성격을 나타내고, 4th나 4_5th formula에는 해당 처방의 적응증과 목표정보가 담긴다. 그러니까 4th나 5th formula는 별개의 구조라고 보아야 한다. 4단방일 때는 당연하고, 5단방에서도 주된 목표는 4th formula에 의해 결정되고 5단방에서 5th formula는 목표나 적응증을 확정하는 역할을 맡는다.

set처방의 의미를 잘 설명해주는 도구는 배[船]다. 배에는 몸체와 스크루와 엔진이 있다. 이때 몸체는 1단이고, 스크루는 2단이며, 엔진은 3단이 된다. 유조선은 기름을, 화물선은 콘테이너나 화물을, 여객선은 승객을 실어 나른다. 이렇게 체질침 고단방에서 set처방은 무언가를 실어 나르는 역할을 맡고 있다. 그리고 해당 set처방의 종류에 따라 실어 나르는 정보가 결정되는 것이다.[6]

그런데 우리가 임상 현장에서 마주치게 되는 다양한 고단방 중에서 과연 어떤 것이, 다만 시도와 실험의 단계에서 멈춘 것인지, 어떤 처방이 치료결과와 검증까지를 획득했는지 구별하는 것은 어렵다. 그 처방이 실제로 사용되는 현장에 함께 있었다 하더라도 권도원 선생의 속마음으로 들어갈 수는 없기 때문이다. 어떤 체계의 창시자가 스스로 객관성을 갖춘 '검증이 심판' 역할까지 동시에 맡는다는 것은 지극히 어려운 일이다.

---

6 동일한 배라 하여도 상황에 따라 목적지가 바뀔 수 있다. KFPD KFPV

■ set처방의 종류와 구조

고단방에서는 1단방과 2단방에서 적용되는 기본방[本方, fundamental formula]의 의미는 사라진다. 고단으로 가면 몇 개의 방(方)이 그룹을 형성하여 기능을 발휘한다. 이렇게 그룹을 형성하여 적용되는 처방을 'set처방'이라고 한다.

'기준 5단방' 이전의 고단방에서는 1·2·3단으로 이루어진 3단방 set처방이 있다. 지금까지 임상가에 알려진 고단방을 수집하고 분석하여 3단방으로 이루어진 set처방의 종류를 분류해 보았다.

여기에 네 가지의 lane[줄]으로 나열한 40 종류의 set처방 중에는 임상에 실재로 적용된 처방을 아직 확인하지 못한 것들도 있다. 또한 권도원 선생은 이와 유사한 표를 가지고 있지 않을 수도 있다. 이것은 다만 '나 홀로 작업'이며 나 홀로 궁리한 결과로 도출된 것이다.

【표 1】 set처방의 종류

1_1	KZP	1_2	K'VP'	1_1_1	ZKP	1_2_1	VK'P'
2_1	KVP	2_2	K'ZP'	2_1_1	VKP	2_2_1	ZK'P'
3_1	KFP	3_2	K'BP'	3_1_1	FKP	3_2_1	BK'P'
4_1	KBP	4_2	K'FP'	4_1_1	BKP	4_2_1	FK'P'
5_1	KDP	5_2	K'D'P'	5_1_1	DKP	5_2_1	D'K'P'
6_1	DFP	6_2	D'BP'	6_1_1	FDP	6_2_1	BD'P'
7_1	DBP	7_2	D'FP'	7_1_1	BDP	7_2_1	FD'P'
8_1	DZP	8_2	D'VP'	8_1_1	ZDP	8_2_1	VD'P'
9_1	FZP	9_2	BVP'	9_1_1	ZFP	9_2_1	VBP'
10_1	DVP	10_2	D'ZP'	10_1_1	VDP	10_2_1	ZD'P'

이상의 set처방에서 3_1, 5_1, 6_1, 7_1은 고혈압과 연관되어 있고, 8_1, 9_1, 10_1은 저혈압과 연관되어 있다. 번호 뒤가 _2로 된 set처방은 처방 중의 장방(臟方)은 부방(腑方)으로, 부방은 장방으로 바꾼 것이다. 또한 세 번째 번호가 '_1_1'이나 '_2_1'처럼 된 set처방은 원래 처방에서 1단과 2단의 위치를 바꾼 것이다. 이 set처방들의 조건은 환자의 혈압과 연관되지 않는다.

금양체질(Pul.)을 예로 들어 3_1set처방을 보자.

금양체질에서 3_1 KFPset는 [ⅠⅤⅢ" 153']이다. 3_2 K'BP'set는 3_1을 부방(腑方)으로 바꾼 것으로 [ⅡⅥⅣ" 264']이다. 3_1_1 FKPset는 3_1에서 1단과 2단을 바꾼 [ⅤⅠⅢ" 513']이다. 3_2_1 BK'P'set는 3_2에서 1단과 2단을 바꾼 [ⅥⅡⅣ" 624']가 된다.

앞에서 각각의 set처방은 자체로 개별적인 성격과 의미가 있다고 했다. 나는 아직 이들 40종류의 개별적인 의미를 모두 파악하지는 못했다.[7] 다만 앞으로 계속 등장할 고단 처방을 설명할 때 해당되는 set처방을 설명하는 방식으로 이 책의 내용을 전개하고자 한다.

---

7 임상에서 응용된 실제처방을 확인하지 못한 set가 있다.

▣ 체질별 set처방의 분류와 구조

1. 금양체질_Pul.

▍내장구조[8]

					金
VII 7	VIII 8				金
V 5	VI 6			土	
III 3	IV 4		火		
IX 9	X 10	水			
I 1	II 2	木			

▍장부방 일람표

Pul.	木 水 火 / 土 金					
	I K[9]	IX D	III		V F	VII Z
− [10]	VII'7 I'7	V'5 IX'5	III" P	III"5	VII'7 V'7	V'5 VII'5
+ [11]	IX'9 I'9	I'1 IX'1		III"9	IX'9 V'9	I'1 VII'1
	II K'	X D'	IV		VI B	VIII V
−	VIII'8 II'8	VI'6 X'6	IV" P'	IV"6	VIII'8 VI'8	VI'6 VIII'6
+	X'10 II'10	II'2 X'2		IV"10	X'10 VI'10	II'2 VIII'2

---

8 이하에서는 표 번호를 생략한다.

9 장부방(臟腑方)을 영문(英文) 알파벳으로 표기하는 약칭(略稱)은 공식적인 것은 아니다.
 : K, K', D, D', P, P', F, B, Z, V

10 − : con−puncture, 영법(迎法)

11 + : pro−puncture, 수법(隨法)

Ⅰ Ⅶ Ⅲ" 173'	Ⅱ Ⅷ Ⅳ" 284'	Ⅶ Ⅰ Ⅲ" 713'	Ⅷ Ⅱ Ⅳ" 824'
Ⅰ Ⅷ Ⅲ" 183'	Ⅱ Ⅶ Ⅳ" 274'	Ⅷ Ⅰ Ⅲ" 813'	Ⅶ Ⅱ Ⅳ" 724'
Ⅰ Ⅴ Ⅲ" 153'	Ⅱ Ⅵ Ⅳ" 264'	Ⅴ Ⅰ Ⅲ" 513'	Ⅵ Ⅱ Ⅳ" 624'
Ⅰ Ⅵ Ⅲ" 163'	Ⅱ Ⅴ Ⅳ" 254'	Ⅵ Ⅰ Ⅲ" 613'	Ⅴ Ⅱ Ⅳ" 524'
Ⅰ Ⅸ Ⅲ" 193'	Ⅱ Ⅹ Ⅳ" 2104'	Ⅸ Ⅰ Ⅲ" 913'	Ⅹ Ⅱ Ⅳ" 1024
Ⅸ Ⅴ Ⅲ" 953'	Ⅹ Ⅵ Ⅳ" 1064'	Ⅴ Ⅸ Ⅲ" 593'	Ⅵ Ⅹ Ⅳ" 6104'
Ⅸ Ⅵ Ⅲ" 963'	Ⅹ Ⅴ Ⅳ" 1054'	Ⅵ Ⅸ Ⅲ" 693'	Ⅴ Ⅹ Ⅳ" 5104'
Ⅸ Ⅶ Ⅲ" 973'	Ⅹ Ⅷ Ⅳ" 1084'	Ⅶ Ⅸ Ⅲ" 793'	Ⅷ Ⅹ Ⅳ" 8104'
Ⅴ Ⅶ Ⅲ" 573'	Ⅵ Ⅷ Ⅳ" 684'	Ⅶ Ⅴ Ⅲ" 753'	Ⅷ Ⅵ Ⅳ" 864'
Ⅸ Ⅷ Ⅲ" 983'	Ⅹ Ⅶ Ⅳ" 1074'	Ⅷ Ⅸ Ⅲ" 893'	Ⅶ Ⅹ Ⅳ" 7104'

▍ 기준 5단방 일람표_장부혈 구성표

Pul.	木	水	火 /	土	金
	Ⅰ Ⅴ Ⅲ" Ⅶ Ⅸ 153'79				
−	Ⅶ'7 Ⅰ'7	Ⅶ'7 Ⅴ'7	Ⅲ"5	Ⅴ'5 Ⅶ'5	Ⅴ'5 Ⅸ'5
+	Ⅸ'9 Ⅰ'9	Ⅸ'9 Ⅴ'9	Ⅲ"9	Ⅰ'1 Ⅶ'1	Ⅰ'1 Ⅸ'1
	Ⅴ Ⅰ Ⅲ" Ⅸ Ⅶ 513'97				
−	Ⅶ'7 Ⅴ'7	Ⅶ'7 Ⅰ'7	Ⅲ"5	Ⅴ'5 Ⅸ'5	Ⅴ'5 Ⅶ'5
+	Ⅸ'9 Ⅴ'9	Ⅸ'9 Ⅰ'9	Ⅲ"9	Ⅰ'1 Ⅸ'1	Ⅰ'1 Ⅶ'1
	Ⅸ Ⅶ Ⅲ" Ⅴ Ⅰ 973'51				
−	Ⅴ'5 Ⅸ'5	Ⅴ'5 Ⅶ'5	Ⅲ"5	Ⅶ'7 Ⅴ'7	Ⅶ'7 Ⅰ'7
+	Ⅰ'1 Ⅸ'1	Ⅰ'1 Ⅶ'1	Ⅲ"9	Ⅸ'9 Ⅴ'9	Ⅸ'9 Ⅰ'9
	Ⅶ Ⅸ Ⅲ" Ⅰ Ⅴ 793'15				
−	Ⅴ'5 Ⅶ'5	Ⅴ'5 Ⅸ'5	Ⅲ"5	Ⅶ'7 Ⅰ'7	Ⅶ'7 Ⅴ'7
+	Ⅰ'1 Ⅶ'1	Ⅰ'1 Ⅸ'1	Ⅲ"9	Ⅸ'9 Ⅰ'9	Ⅸ'9 Ⅴ'9
	Ⅱ Ⅵ Ⅳ" Ⅷ Ⅹ 264'810				
−	Ⅷ'8 Ⅱ'8	Ⅷ'8 Ⅵ'8	Ⅳ"6	Ⅵ'6 Ⅷ'6	Ⅵ'6 Ⅹ'6
+	Ⅹ'10 Ⅱ'10	Ⅹ'10 Ⅵ'10	Ⅳ"10	Ⅱ'2 Ⅷ'2	Ⅱ'2 Ⅹ'2
	Ⅵ Ⅱ Ⅳ" Ⅹ Ⅷ 624'108				
−	Ⅷ'8 Ⅵ'8	Ⅷ'8 Ⅱ'8	Ⅳ"6	Ⅵ'6 Ⅹ'6	Ⅵ'6 Ⅷ'6
+	Ⅹ'10 Ⅵ'10	Ⅹ'10 Ⅱ'10	Ⅳ"10	Ⅱ'2 Ⅹ'2	Ⅱ'2 Ⅷ'2
	Ⅹ Ⅷ Ⅳ" Ⅵ Ⅱ 1084'62				
−	Ⅵ'6 Ⅹ'6	Ⅵ'6 Ⅷ'6	Ⅳ"6	Ⅷ'8 Ⅵ'8	Ⅷ'8 Ⅱ'8
+	Ⅱ'2 Ⅹ'2	Ⅱ'2 Ⅷ'2	Ⅳ"10	Ⅹ'10 Ⅵ'10	Ⅹ'10 Ⅱ'10
	Ⅷ Ⅹ Ⅳ" Ⅱ Ⅵ 8104'26				
−	Ⅵ'6 Ⅷ'6	Ⅵ'6 Ⅹ'6	Ⅳ"6	Ⅷ'8 Ⅱ'8	Ⅷ'8 Ⅵ'8
+	Ⅱ'2 Ⅷ'2	Ⅱ'2 Ⅹ'2	Ⅳ"10	Ⅹ'10 Ⅱ'10	Ⅹ'10 Ⅵ'10

2. 목양체질_Hep.

▌ 내장구조

I 1	II 2	木				
IX 9	X 10		水			
III 3	IV 4			火		
V 5	VI 6				土	
VII 7	VIII 8					金

▌ 장부방 일람표

Hep.	木 水 火 / 土 金					
	I K	IX D	III		V F	VII Z
+	VII'7 I'7	V'5 IX'5	III"P	III"5	VII'7 V'7	V'5 VII'5
−	IX'9 I'9	I'1 IX'1		III"9	IX'9 V'9	I'1 VII'1
	II K'	X D'	IV		VI B	VIII V
+	VIII'8 II'8	VI'6 X'6	IV"P'	IV"6	VIII'8 VI'8	VI'6 VIII'6
−	X'10 II'10	II'2 X'2		IV"10	X'10 VI'10	II'2 VIII'2

▌ set처방 일람표

I VII III" 173'	II VIII IV" 284'	VII I III" 713'	VIII II IV" 824'
I VIII III" 183'	II VII IV" 274'	VIII I III" 813'	VII II IV" 724'
I V III" 153'	II VI IV" 264'	V I III" 513'	VI II IV" 624'
I VI III" 163'	II V IV" 254'	VI I III" 613'	V II IV" 524'
I IX III" 193'	II X IV" 2104'	IX I III" 913'	X II IV" 1024
IX V III" 953'	X VI IV" 1064'	V IX III" 593'	VI X IV" 6104'
IX VI III" 963'	X V IV" 1054'	VI IX III" 693'	V X IV" 5104'
IX VII III" 973'	X VIII IV" 1084'	VII IX III" 793'	VIII X IV" 8104'
V VII III" 573'	VI VIII IV" 684'	VII V III" 753'	VIII VI IV" 864'
IX VIII III" 983'	X VII IV" 1074'	VIII IX III" 893'	VII X IV" 7104'

Hep.	木 水 火 / 土 金				
	Ⅰ Ⅴ Ⅲ" Ⅶ Ⅸ　153'79				
+	Ⅶ'7 Ⅰ'7	Ⅶ'7 Ⅴ'7	Ⅲ"5	Ⅴ'5 Ⅶ'5	Ⅴ'5 Ⅸ'5
−	Ⅸ'9 Ⅰ'9	Ⅸ'9 Ⅴ'9	Ⅲ"9	Ⅰ'1 Ⅶ'1	Ⅰ'1 Ⅸ'1
	Ⅴ Ⅰ Ⅲ" Ⅸ Ⅶ　513'97				
+	Ⅶ'7 Ⅴ'7	Ⅶ'7 Ⅰ'7	Ⅲ"5	Ⅴ'5 Ⅸ'5	Ⅴ'5 Ⅶ'5
−	Ⅸ'9 Ⅴ'9	Ⅸ'9 Ⅰ'9	Ⅲ"9	Ⅰ'1 Ⅸ'1	Ⅰ'1 Ⅶ'1
	Ⅸ Ⅶ Ⅲ" Ⅴ Ⅰ　973'51				
+	Ⅴ'5 Ⅸ'5	Ⅴ'5 Ⅶ'5	Ⅲ"5	Ⅶ'7 Ⅴ'7	Ⅶ'7 Ⅰ'7
−	Ⅰ'1 Ⅸ'1	Ⅰ'1 Ⅶ'1	Ⅲ"9	Ⅸ'9 Ⅴ'9	Ⅸ'9 Ⅰ'9
	Ⅶ Ⅸ Ⅲ" Ⅰ Ⅴ　793'15				
+	Ⅴ'5 Ⅶ'5	Ⅴ'5 Ⅸ'5	Ⅲ"5	Ⅶ'7 Ⅰ'7	Ⅶ'7 Ⅴ'7
−	Ⅰ'1 Ⅶ'1	Ⅰ'1 Ⅸ'1	Ⅲ"9	Ⅸ'9 Ⅰ'9	Ⅸ'9 Ⅴ'9
	Ⅱ Ⅵ Ⅳ" Ⅷ Ⅹ　264'810				
+	Ⅷ'8 Ⅱ'8	Ⅷ'8 Ⅵ'8	Ⅳ"6	Ⅵ'6 Ⅷ'6	Ⅵ'6 Ⅹ'6
−	Ⅹ'10 Ⅱ'10	Ⅹ'10 Ⅵ'10	Ⅳ"10	Ⅱ'2 Ⅷ'2	Ⅱ'2 Ⅹ'2
	Ⅵ Ⅱ Ⅳ" Ⅹ Ⅷ　624'108				
+	Ⅷ'8 Ⅵ'8	Ⅷ'8 Ⅱ'8	Ⅳ"6	Ⅵ'6 Ⅹ'6	Ⅵ'6 Ⅷ'6
−	Ⅹ'10 Ⅵ'10	Ⅹ'10 Ⅱ'10	Ⅳ"10	Ⅱ'2 Ⅹ'2	Ⅱ'2 Ⅷ'2
	Ⅹ Ⅷ Ⅳ" Ⅵ Ⅱ　1084'62				
+	Ⅵ'6 Ⅹ'6	Ⅵ'6 Ⅷ'6	Ⅳ"6	Ⅷ'8 Ⅵ'8	Ⅷ'8 Ⅱ'8
−	Ⅱ'2 Ⅹ'2	Ⅱ'2 Ⅷ'2	Ⅳ"10	Ⅹ'10 Ⅵ'10	Ⅹ'10 Ⅱ'10
	Ⅷ Ⅹ Ⅳ" Ⅱ Ⅵ　8104'26				
+	Ⅵ'6 Ⅷ'6	Ⅵ'6 Ⅹ'6	Ⅳ"6	Ⅷ'8 Ⅱ'8	Ⅷ'8 Ⅵ'8
−	Ⅱ'2 Ⅷ'2	Ⅱ'2 Ⅹ'2	Ⅳ"10	Ⅹ'10 Ⅱ'10	Ⅹ'10 Ⅵ'10

3. 토양체질_Pan.

▌내장구조

V 5	VI 6				土
III 3	IV 4			火	
I 1	II 2		木		
VII 7	VIII 8	金			
IX 9	X 10	水			

▌장부방 일람표

Pan.	水 金 木 / 火 土					
	IX K	VII D	I		III F	V Z
−	V'5 IX'5	III'3 VII'3	III'/P	III'5	V'5 III'5	III'3 V'3
+	VII'7 IX'7	IX'9 VII'9		III'9	VII'7 III'7	IX'9 V'9
	X K'	VIII D'	II		IV B	VI V
−	VI'6 X'6	IV'4 VIII'4	IV'/P'	IV'6	VI'6 IV'6	IV'4 VI'4
+	VIII'8 X'8	X'10 VIII'10		IV'10	VIII'8 IV'8	X'10 VI'10

▌set처방 일람표

IX V III' 953'	X VI IV' 1064'	V IX III' 593'	VI X IV' 6104'
IX VI III' 963'	X V IV' 1054'	VI IX III' 693'	V X IV' 5104'
IX III III' 933'	X IV IV' 1044'	III IX III' 393'	IV X IV' 4104'
IX IV III' 943'	X III IV' 1034'	IV IX III' 493'	III X IV' 3104'
IX VII III' 973'	X VIII IV' 1084'	VII IX III' 793'	VIII X IV' 8104'
VII III III' 733'	VIII IV IV' 844'	III VII III' 373'	IV VIII IV' 484'
VII IV III' 743'	VIII III IV' 834'	IV VII III' 473'	III VIII IV' 384'
VII V III' 753'	VIII VI IV' 864'	V VII III' 573'	VI VIII IV' 684'
III V III' 353'	IV VI IV' 464'	V III III' 533'	VI IV IV' 644'
VII VI III' 763'	VIII V IV' 854'	VI VII III' 673'	V VIII IV' 584'

▌기준 5단방 일람표_장부혈 구성표

Pan.	水 金 木 / 火 土				
	Ⅸ Ⅲ Ⅲ' Ⅴ Ⅶ　933'57				
−	Ⅴ'5 Ⅸ'5	Ⅴ'5 Ⅲ'5	Ⅲ'5	Ⅲ'3 Ⅴ'3	Ⅲ'3 Ⅶ'3
+	Ⅶ'7 Ⅸ'7	Ⅶ'7 Ⅲ'7	Ⅲ'9	Ⅸ'9 Ⅴ'9	Ⅸ'9 Ⅶ'9
	Ⅲ Ⅸ Ⅲ' Ⅶ Ⅴ　393'75				
−	Ⅴ'5 Ⅲ'5	Ⅴ'5 Ⅸ'5	Ⅲ'5	Ⅲ'3 Ⅶ'3	Ⅲ'3 Ⅴ'3
+	Ⅶ'7 Ⅲ'7	Ⅶ'7 Ⅸ'7	Ⅲ'9	Ⅸ'9 Ⅶ'9	Ⅸ'9 Ⅴ'9
	Ⅶ Ⅴ Ⅲ' Ⅲ Ⅸ　753'39				
−	Ⅲ'3 Ⅶ'3	Ⅲ'3 Ⅴ'3	Ⅲ'5	Ⅴ'5 Ⅲ'5	Ⅴ'5 Ⅸ'5
+	Ⅸ'9 Ⅶ'9	Ⅸ'9 Ⅴ'9	Ⅲ'9	Ⅶ'7 Ⅲ'7	Ⅶ'7 Ⅸ'7
	Ⅴ Ⅶ Ⅲ' Ⅸ Ⅲ　573'93				
−	Ⅲ'3 Ⅴ'3	Ⅲ'3 Ⅶ'3	Ⅲ'5	Ⅴ'5 Ⅸ'5	Ⅴ'5 Ⅲ'5
+	Ⅸ'9 Ⅴ'9	Ⅸ'9 Ⅶ'9	Ⅲ'9	Ⅶ'7 Ⅸ'7	Ⅶ'7 Ⅲ'7
	Ⅹ Ⅳ Ⅳ' Ⅵ Ⅷ　1044'68				
−	Ⅵ'6 Ⅹ'6	Ⅵ'6 Ⅳ'6	Ⅳ'6	Ⅳ'4 Ⅵ'4	Ⅳ'4 Ⅷ'4
+	Ⅷ'8 Ⅹ'8	Ⅷ'8 Ⅳ'8	Ⅳ'10	Ⅹ'10 Ⅵ'10	Ⅹ'10 Ⅷ'10
	Ⅳ Ⅹ Ⅳ' Ⅷ Ⅵ　4104'86				
−	Ⅵ'6 Ⅳ'6	Ⅵ'6 Ⅹ'6	Ⅳ'6	Ⅳ'4 Ⅷ'4	Ⅳ'4 Ⅵ'4
+	Ⅷ'8 Ⅳ'8	Ⅷ'8 Ⅹ'8	Ⅳ'10	Ⅹ'10 Ⅷ'10	Ⅹ'10 Ⅵ'10
	Ⅷ Ⅵ Ⅳ' Ⅳ Ⅹ　864'410				
−	Ⅳ'4 Ⅷ'4	Ⅳ'4 Ⅵ'4	Ⅳ'6	Ⅵ'6 Ⅳ'6	Ⅵ'6 Ⅹ'6
+	Ⅹ'10 Ⅷ'10	Ⅹ'10 Ⅵ'10	Ⅳ'10	Ⅷ'8 Ⅳ'8	Ⅷ'8 Ⅹ'8
	Ⅵ Ⅷ Ⅳ' Ⅹ Ⅳ　684'104				
−	Ⅳ'4 Ⅵ'4	Ⅳ'4 Ⅷ'4	Ⅳ'6	Ⅵ'6 Ⅹ'6	Ⅵ'6 Ⅳ'6
+	Ⅹ'10 Ⅵ'10	Ⅹ'10 Ⅷ'10	Ⅳ'10	Ⅷ'8 Ⅹ'8	Ⅷ'8 Ⅳ'8

4. 수양체질_Ren.

■ 내장구조

IX 9	X 10	水			
VII 7	VIII 8		金		
I 1	II 2			木	
III 3	IV 4				火
V 5	VI 6				土

■ 장부방 일람표

Ren.	水 金 木 / 火 土					
	IX K	VII D	I		III F	V Z
+	V'5 IX'5	III'3 VII'3	III' P	III'5	V'5 III'5	III'3 V'3
−	VII'7 IX'7	IX'9 VII'9		III'9	VII'7 III'7	IX'9 V'9
	X K'	VIII D'	II		IV B	VI V
+	VI'6 X'6	IV'4 VIII'4	IV' P'	IV'6	VI'6 IV'6	IV'4 VI'4
−	VIII'8 X'8	X'10 VIII'10		IV'10	VIII'8 IV'8	X'10 VI'10

■ set처방 일람표

IX V III' 953'	X VI IV' 1064'	V IX III' 593'	VI X IV' 6104'
IX VI III' 963'	X V IV' 1054'	VI IX III' 693'	V X IV' 5104'
IX III III' 933'	X I IV' 1044'	III IX III' 393'	IV X IV' 4104'
IX IV III' 943'	X III IV' 1034'	IV IX III' 493'	III X IV' 3104'
IX VII III' 973'	X VIII IV' 1084'	VII IX III' 793'	VIII X IV' 8104'
VII III III' 733'	VIII IV IV' 844'	III VII III' 373'	IV VIII IV' 484'
VII IV III' 743'	VIII III IV' 834'	IV VII III' 473'	III VIII IV' 384'
VII V III' 753'	VIII VI IV' 864'	V VII III' 573'	VI VIII IV' 684'
III V III' 353'	IV VI IV' 464'	V III III' 533'	VI IV IV' 644'
VII VI III' 763'	VIII V IV' 854'	VI VII III' 673'	V VIII IV' 584'

Ren.	水 金 木 / 火 土				
	Ⅸ Ⅲ Ⅲ' Ⅴ Ⅶ 933'57				
+	Ⅴ'5 Ⅸ'5	Ⅴ'5 Ⅲ'5	Ⅲ'5	Ⅲ'3 Ⅴ'3	Ⅲ'3 Ⅶ'3
−	Ⅶ'7 Ⅸ'7	Ⅶ'7 Ⅲ'7	Ⅲ'9	Ⅸ'9 Ⅴ'9	Ⅸ'9 Ⅶ'9
	Ⅲ Ⅸ Ⅲ' Ⅶ Ⅴ 393'75				
+	Ⅴ'5 Ⅲ'5	Ⅴ'5 Ⅸ'5	Ⅲ'5	Ⅲ'3 Ⅶ'3	Ⅲ'3 Ⅴ'3
−	Ⅶ'7 Ⅲ'7	Ⅶ'7 Ⅸ'7	Ⅲ'9	Ⅸ'9 Ⅶ'9	Ⅸ'9 Ⅴ'9
	Ⅶ Ⅴ Ⅲ' Ⅲ Ⅸ 753'39				
+	Ⅲ'3 Ⅶ'3	Ⅲ'3 Ⅴ'3	Ⅲ'5	Ⅴ'5 Ⅲ'5	Ⅴ'5 Ⅸ'5
−	Ⅸ'9 Ⅶ'9	Ⅸ'9 Ⅴ'9	Ⅲ'9	Ⅶ'7 Ⅲ'7	Ⅶ'7 Ⅸ'7
	Ⅴ Ⅶ Ⅲ' Ⅸ Ⅲ 573'93				
+	Ⅲ'3 Ⅴ'3	Ⅲ'3 Ⅶ'3	Ⅲ'5	Ⅴ'5 Ⅸ'5	Ⅴ'5 Ⅲ'5
−	Ⅸ'9 Ⅴ'9	Ⅸ'9 Ⅶ'9	Ⅲ'9	Ⅶ'7 Ⅸ'7	Ⅶ'7 Ⅲ'7
	Ⅹ Ⅳ Ⅳ' Ⅵ Ⅷ 1044'68				
+	Ⅵ'6 Ⅹ'6	Ⅵ'6 Ⅳ'6	Ⅳ'6	Ⅳ'4 Ⅵ'4	Ⅳ'4 Ⅷ'4
−	Ⅷ'8 Ⅹ'8	Ⅷ'8 Ⅳ'8	Ⅳ'10	Ⅹ'10 Ⅵ'10	Ⅹ'10 Ⅷ'10
	Ⅳ Ⅹ Ⅳ' Ⅷ Ⅵ 4104'86				
+	Ⅵ'6 Ⅳ'6	Ⅵ'6 Ⅹ'6	Ⅳ'6	Ⅳ'4 Ⅷ'4	Ⅳ'4 Ⅵ'4
−	Ⅷ'8 Ⅳ'8	Ⅷ'8 Ⅹ'8	Ⅳ'10	Ⅹ'10 Ⅷ'10	Ⅹ'10 Ⅵ'10
	Ⅷ Ⅵ Ⅳ' Ⅳ Ⅹ 864'410				
+	Ⅳ'4 Ⅷ'4	Ⅳ'4 Ⅵ'4	Ⅳ'6	Ⅵ'6 Ⅳ'6	Ⅵ'6 Ⅹ'6
−	Ⅹ'10 Ⅷ'10	Ⅹ'10 Ⅵ'10	Ⅳ'10	Ⅷ'8 Ⅳ'8	Ⅷ'8 Ⅹ'8
	Ⅵ Ⅷ Ⅳ' Ⅹ Ⅳ 684'104				
+	Ⅳ'4 Ⅵ'4	Ⅳ'4 Ⅷ'4	Ⅳ'6	Ⅵ'6 Ⅹ'6	Ⅵ'6 Ⅳ'6
−	Ⅹ'10 Ⅵ'10	Ⅹ'10 Ⅷ'10	Ⅳ'10	Ⅷ'8 Ⅹ'8	Ⅷ'8 Ⅳ'8

5. 금음체질_Col.

▌ 내장구조

Ⅷ 8	Ⅶ 7	金			
Ⅹ 10	Ⅸ 9		水		
Ⅵ 6	Ⅴ 5			土	
Ⅳ 4	Ⅲ 3				火
Ⅱ 2	Ⅰ 1				木

▌ 장부방 일람표

Col.	Ⅷ K'	Ⅹ D'	Ⅵ		Ⅳ B	Ⅱ V
			金 水 土 / 火 木			
−	Ⅹ'10 Ⅷ'10	Ⅷ'8 Ⅹ'8	Ⅳ' P'	Ⅳ'8	Ⅹ'10 Ⅳ'10	Ⅷ'8 Ⅱ'8
+	Ⅱ'2 Ⅷ'2	Ⅳ'4 Ⅹ'4		Ⅳ'2	Ⅱ'2 Ⅳ'2	Ⅳ'4 Ⅱ'4
▷ 12	Ⅶ K	Ⅸ D	V		Ⅲ F	Ⅰ Z
−	Ⅸ'9 Ⅶ'9	Ⅶ'7 Ⅸ'7	Ⅲ' P	Ⅲ'7	Ⅸ'9 Ⅲ'9	Ⅶ'7 Ⅰ'7
+	Ⅰ'1 Ⅶ'1	Ⅲ'3 Ⅸ'3		Ⅲ'1	Ⅰ'1 Ⅲ'1	Ⅲ'3 Ⅰ'3

▌ set처방 일람표

Ⅶ Ⅰ Ⅲ' 713'	Ⅷ Ⅱ Ⅳ' 824'	Ⅰ Ⅶ Ⅲ' 173'	Ⅱ Ⅷ Ⅳ' 284'
Ⅶ Ⅱ Ⅲ' 723'	Ⅷ Ⅰ Ⅳ' 814'	Ⅱ Ⅶ Ⅲ' 273'	Ⅰ Ⅷ Ⅳ' 184'
Ⅶ Ⅲ Ⅲ' 733'	Ⅷ Ⅳ Ⅳ' 844'	Ⅲ Ⅶ Ⅲ' 373'	Ⅳ Ⅷ Ⅳ' 484'
Ⅶ Ⅳ Ⅲ' 743'	Ⅷ Ⅲ Ⅳ' 834'	Ⅳ Ⅶ Ⅲ' 473'	Ⅲ Ⅷ Ⅳ' 384'
Ⅶ Ⅸ Ⅲ' 793'	Ⅷ Ⅹ Ⅳ' 8104'	Ⅸ Ⅶ Ⅲ' 973'	Ⅹ Ⅷ Ⅳ' 1084'
Ⅸ Ⅲ Ⅲ' 933'	Ⅹ Ⅳ Ⅳ' 1044'	Ⅲ Ⅸ Ⅲ' 393'	Ⅳ Ⅹ Ⅳ' 4104'
Ⅸ Ⅳ Ⅲ' 943'	Ⅹ Ⅲ Ⅳ' 1034'	Ⅳ Ⅸ Ⅲ' 493'	Ⅲ Ⅹ Ⅳ' 3104'
Ⅸ Ⅰ Ⅲ' 913'	Ⅹ Ⅱ Ⅳ' 1024'	Ⅰ Ⅸ Ⅲ' 193'	Ⅱ Ⅹ Ⅳ' 2104'
Ⅲ Ⅰ Ⅲ' 313'	Ⅳ Ⅱ Ⅳ' 424'	Ⅰ Ⅲ Ⅲ' 133'	Ⅱ Ⅳ Ⅳ' 244'
Ⅸ Ⅱ Ⅲ' 923'	Ⅹ Ⅰ Ⅳ' 1014'	Ⅱ Ⅸ Ⅲ' 293'	Ⅰ Ⅸ Ⅳ' 1104'

12 Gas. Ves. Col. Cho. : 네 체질은 ▷ 표시된 처방[臟方]이 본방(本方)이다.

❚ 기준 5단방 일람표_장부혈 구성표

Col.	金 水 土 / 火 木				
	Ⅶ Ⅲ Ⅲ' Ⅰ Ⅸ 733'19				
−	Ⅸ'$_9$ Ⅶ'$_9$	Ⅸ'$_9$ Ⅲ'$_9$	Ⅲ'$_7$	Ⅶ'$_7$ Ⅰ'$_7$	Ⅶ'$_7$ Ⅸ'$_7$
+	Ⅰ'$_1$ Ⅶ'$_1$	Ⅰ'$_1$ Ⅲ'$_1$	Ⅲ'$_1$	Ⅲ'$_3$ Ⅰ'$_3$	Ⅲ'$_3$ Ⅸ'$_3$
	Ⅲ Ⅶ Ⅲ' Ⅸ Ⅰ 371'91				
−	Ⅸ'$_9$ Ⅲ'$_9$	Ⅸ'$_9$ Ⅶ'$_9$	Ⅲ'$_7$	Ⅶ'$_7$ Ⅸ'$_7$	Ⅶ'$_7$ Ⅰ'$_7$
+	Ⅰ'$_1$ Ⅲ'$_1$	Ⅰ'$_1$ Ⅶ'$_1$	Ⅲ'$_1$	Ⅲ'$_3$ Ⅸ'$_3$	Ⅲ'$_3$ Ⅰ'$_3$
	Ⅸ Ⅰ Ⅲ' Ⅲ Ⅶ 913'37				
−	Ⅶ'$_7$ Ⅸ'$_7$	Ⅶ'$_7$ Ⅰ'$_7$	Ⅲ'$_7$	Ⅸ'$_9$ Ⅲ'$_9$	Ⅸ'$_9$ Ⅶ'$_9$
+	Ⅲ'$_3$ Ⅸ'$_3$	Ⅲ'$_3$ Ⅰ'$_3$	Ⅲ'$_1$	Ⅰ'$_1$ Ⅲ'$_1$	Ⅰ'$_1$ Ⅶ'$_1$
	Ⅰ Ⅸ Ⅲ' Ⅶ Ⅲ 193'73				
−	Ⅶ'$_7$ Ⅰ'$_7$	Ⅶ'$_7$ Ⅸ'$_7$	Ⅲ'$_7$	Ⅸ'$_9$ Ⅶ'$_9$	Ⅸ'$_9$ Ⅲ'$_9$
+	Ⅲ'$_3$ Ⅰ'$_3$	Ⅲ'$_3$ Ⅸ'$_3$	Ⅲ'$_1$	Ⅰ'$_1$ Ⅶ'$_1$	Ⅰ'$_1$ Ⅲ'$_1$
	Ⅷ Ⅳ Ⅳ' Ⅱ Ⅹ 844'210				
−	Ⅹ'$_{10}$ Ⅷ'$_{10}$	Ⅹ'$_{10}$ Ⅳ'$_{10}$	Ⅳ'$_8$	Ⅷ'$_8$ Ⅱ'$_8$	Ⅷ'$_8$ Ⅹ'$_8$
+	Ⅱ'$_2$ Ⅷ'$_2$	Ⅱ'$_2$ Ⅳ'$_2$	Ⅳ'$_2$	Ⅳ'$_4$ Ⅱ'$_4$	Ⅳ'$_4$ Ⅹ'$_4$
	Ⅳ Ⅷ Ⅳ' Ⅹ Ⅱ 484'102				
−	Ⅹ'$_{10}$ Ⅳ'$_{10}$	Ⅹ'$_{10}$ Ⅷ'$_{10}$	Ⅳ'$_8$	Ⅷ'$_8$ Ⅹ'$_8$	Ⅷ'$_8$ Ⅱ'$_8$
+	Ⅱ'$_2$ Ⅳ'$_2$	Ⅱ'$_2$ Ⅷ'$_2$	Ⅳ'$_2$	Ⅳ'$_4$ Ⅹ'$_4$	Ⅳ'$_4$ Ⅱ'$_4$
	Ⅹ Ⅱ Ⅳ' Ⅳ Ⅷ 1024'48				
−	Ⅷ'$_8$ Ⅹ'$_8$	Ⅷ'$_8$ Ⅱ'$_8$	Ⅳ'$_8$	Ⅹ'$_{10}$ Ⅳ'$_{10}$	Ⅹ'$_{10}$ Ⅷ'$_{10}$
+	Ⅳ'$_4$ Ⅹ'$_4$	Ⅳ'$_4$ Ⅱ'$_4$	Ⅳ'$_2$	Ⅱ'$_2$ Ⅳ'$_2$	Ⅱ'$_2$ Ⅷ'$_2$
	Ⅱ Ⅹ Ⅳ' Ⅷ Ⅳ 2104'84				
−	Ⅷ'$_8$ Ⅱ'$_8$	Ⅷ'$_8$ Ⅹ'$_8$	Ⅳ'$_8$	Ⅹ'$_{10}$ Ⅷ'$_{10}$	Ⅹ'$_{10}$ Ⅳ'$_{10}$
+	Ⅳ'$_4$ Ⅱ'$_4$	Ⅳ'$_4$ Ⅹ'$_4$	Ⅳ'$_2$	Ⅱ'$_2$ Ⅷ'$_2$	Ⅱ'$_2$ Ⅳ'$_2$

6. 목음체질_Cho.

▌내장구조

Ⅱ 2	Ⅰ 1				木
Ⅳ 4	Ⅲ 3			火	
Ⅵ 6	Ⅴ 5		土		
Ⅹ 10	Ⅸ 9	水			
Ⅷ 8	Ⅶ 7	金			

▌장부방 일람표

Cho.	金 水 土 / 火 木					
	Ⅷ K'	Ⅹ D'	Ⅵ		Ⅳ B'	Ⅱ V
+	Ⅹ'10 Ⅷ'10	Ⅷ'8 Ⅹ'8	Ⅳ' P'	Ⅳ'8	Ⅹ'10 Ⅳ'10	Ⅷ'8 Ⅱ'8
−	Ⅱ'2 Ⅷ'2	Ⅳ'4 Ⅹ'4		Ⅳ'2	Ⅱ'2 Ⅳ'2	Ⅳ'4 Ⅱ'4
▷	Ⅶ K	Ⅸ D	V		Ⅲ F	Ⅰ Z
+	Ⅸ'9 Ⅶ'9	Ⅶ'7 Ⅸ'7	Ⅲ' P	Ⅲ'7	Ⅸ'9 Ⅲ'9	Ⅶ'7 Ⅰ'7
−	Ⅰ'1 Ⅶ'1	Ⅲ'3 Ⅸ'3		Ⅲ'1	Ⅰ'1 Ⅲ'1	Ⅲ'3 Ⅰ'3

▌set처방 일람표

Ⅶ Ⅰ Ⅲ' 713'	Ⅷ Ⅱ Ⅲ' 824'	Ⅰ Ⅶ Ⅲ' 173'	Ⅱ Ⅷ Ⅳ' 284'
Ⅶ Ⅱ Ⅲ' 723'	Ⅷ Ⅰ Ⅳ' 814'	Ⅱ Ⅶ Ⅲ' 273'	Ⅰ Ⅷ Ⅳ' 184'
Ⅶ Ⅲ Ⅲ' 733'	Ⅷ Ⅳ Ⅳ' 844'	Ⅲ Ⅶ Ⅲ' 373'	Ⅳ Ⅷ Ⅳ' 484'
Ⅶ Ⅳ Ⅲ' 743'	Ⅷ Ⅲ Ⅳ' 834'	Ⅳ Ⅶ Ⅲ' 473'	Ⅲ Ⅷ Ⅳ' 384'
Ⅶ Ⅸ Ⅲ' 793'	Ⅷ Ⅹ Ⅳ' 8104'	Ⅸ Ⅶ Ⅲ' 973'	Ⅹ Ⅷ Ⅳ' 1084'
Ⅸ Ⅲ Ⅲ' 933'	Ⅹ Ⅳ Ⅳ' 1044'	Ⅲ Ⅸ Ⅲ' 393'	Ⅳ Ⅹ Ⅳ' 4104'
Ⅸ Ⅳ Ⅲ' 943'	Ⅹ Ⅲ Ⅳ' 1034'	Ⅳ Ⅸ Ⅲ' 493'	Ⅲ Ⅹ Ⅳ' 3104'
Ⅸ Ⅰ Ⅲ' 913'	Ⅹ Ⅰ Ⅳ' 1024'	Ⅰ Ⅸ Ⅲ' 193'	Ⅱ Ⅹ Ⅳ' 2104'
Ⅲ Ⅰ Ⅲ' 313'	Ⅳ Ⅱ Ⅳ' 424'	Ⅰ Ⅲ Ⅲ' 133'	Ⅱ Ⅳ Ⅳ' 244'
Ⅸ Ⅱ Ⅲ' 923'	Ⅹ Ⅰ Ⅳ' 1014'	Ⅱ Ⅸ Ⅲ' 293'	Ⅰ Ⅹ Ⅳ' 1104'

Cho.	金 水 土 / 火 木				
	Ⅶ Ⅲ Ⅲ' Ⅰ Ⅸ 733'19				
+	Ⅸ'9 Ⅶ'9	Ⅸ'9 Ⅲ'9	Ⅲ'7	Ⅶ'7 Ⅰ'7	Ⅶ'7 Ⅸ'7
−	Ⅰ'1 Ⅶ'1	Ⅰ'1 Ⅲ'1	Ⅲ'1	Ⅲ'3 Ⅰ'3	Ⅲ'3 Ⅸ'3
	Ⅲ Ⅶ Ⅲ' Ⅸ Ⅰ 371'91				
+	Ⅸ'9 Ⅲ'9	Ⅸ'9 Ⅶ'9	Ⅲ'7	Ⅶ'7 Ⅸ'7	Ⅶ'7 Ⅰ'7
−	Ⅰ'1 Ⅲ'1	Ⅰ'1 Ⅶ'1	Ⅲ'1	Ⅲ'3 Ⅸ'3	Ⅲ'3 Ⅰ'3
	Ⅸ Ⅰ Ⅲ' Ⅲ Ⅶ 913'37				
+	Ⅶ'7 Ⅸ'7	Ⅶ'7 Ⅰ'7	Ⅲ'7	Ⅸ'9 Ⅲ'9	Ⅸ'9 Ⅶ'9
−	Ⅲ'3 Ⅸ'3	Ⅲ'3 Ⅰ'3	Ⅲ'1	Ⅰ'1 Ⅲ'1	Ⅰ'1 Ⅶ'1
	Ⅰ Ⅸ Ⅲ' Ⅶ Ⅲ 193'73				
+	Ⅶ'7 Ⅰ'7	Ⅶ'7 Ⅸ'7	Ⅲ'7	Ⅸ'9 Ⅶ'9	Ⅸ'9 Ⅲ'9
−	Ⅲ'3 Ⅰ'3	Ⅲ'3 Ⅸ'3	Ⅲ'1	Ⅰ'1 Ⅶ'1	Ⅰ'1 Ⅲ'1
	Ⅷ Ⅳ Ⅳ' Ⅱ Ⅹ 844'210				
+	Ⅹ'10 Ⅷ'10	Ⅹ'10 Ⅳ'10	Ⅳ'8	Ⅷ'8 Ⅱ'8	Ⅷ'8 Ⅹ'8
−	Ⅱ'2 Ⅷ'2	Ⅱ'2 Ⅳ'2	Ⅳ'2	Ⅳ'4 Ⅱ'4	Ⅳ'4 Ⅹ'4
	Ⅳ Ⅷ Ⅳ' Ⅹ Ⅱ 484'102				
+	Ⅹ'10 Ⅳ'10	Ⅹ'10 Ⅷ'10	Ⅳ'8	Ⅷ'8 Ⅹ'8	Ⅷ'8 Ⅱ'8
−	Ⅱ'2 Ⅳ'2	Ⅱ'2 Ⅷ'2	Ⅳ'2	Ⅳ'4 Ⅹ'4	Ⅳ'4 Ⅱ'4
	Ⅹ Ⅱ Ⅳ' Ⅳ Ⅷ 1024'48				
+	Ⅷ'8 Ⅹ'8	Ⅷ'8 Ⅱ'8	Ⅳ'8	Ⅹ'10 Ⅳ'10	Ⅹ'10 Ⅷ'10
−	Ⅳ'4 Ⅹ'4	Ⅳ'4 Ⅱ'4	Ⅳ'2	Ⅱ'2 Ⅳ'2	Ⅱ'2 Ⅷ'2
	Ⅱ Ⅹ Ⅳ' Ⅷ Ⅳ 2104'84				
+	Ⅷ'8 Ⅱ'8	Ⅷ'8 Ⅹ'8	Ⅳ'8	Ⅹ'10 Ⅷ'10	Ⅹ'10 Ⅳ'10
−	Ⅳ'4 Ⅱ'4	Ⅳ'4 Ⅹ'4	Ⅳ'2	Ⅱ'2 Ⅷ'2	Ⅱ'2 Ⅳ'2

7. 토음체질_Gas.

▍내장구조

Ⅵ 6	Ⅴ 5	土			
Ⅷ 8	Ⅶ 7		金		
Ⅳ 4	Ⅲ 3			火	
Ⅱ 2	Ⅰ 1				木
Ⅹ 10	Ⅸ 9				水

▍장부방 일람표

Gas.	土 金 火 / 木 水					
	Ⅵ K'	Ⅷ D'	Ⅳ		Ⅱ B	Ⅹ V
−	Ⅶ'8 Ⅵ'8	Ⅵ'6 Ⅷ'6	Ⅳ"P'	Ⅳ"8	Ⅷ'8 Ⅱ'8	Ⅵ'6 Ⅹ'6
+	Ⅹ'10 Ⅵ'10	Ⅱ'2 Ⅷ'2	Ⅳ"P'	Ⅳ"2	Ⅹ'10 Ⅱ'10	Ⅱ'2 Ⅹ'2
▷	Ⅴ K	Ⅶ D	Ⅲ		Ⅰ F	Ⅸ Z
−	Ⅶ'7 Ⅴ'7	Ⅴ'5 Ⅶ'5	Ⅲ"P	Ⅲ"7	Ⅶ'7 Ⅰ'7	Ⅴ'5 Ⅸ'5
+	Ⅸ'9 Ⅴ'9	Ⅰ'1 Ⅶ'1	Ⅲ"P	Ⅲ"1	Ⅸ'9 Ⅰ'9	Ⅰ'1 Ⅸ'1

▍set처방 일람표

Ⅴ Ⅸ Ⅲ" 593'	Ⅵ Ⅹ Ⅳ" 6104'	Ⅸ Ⅴ Ⅲ" 953'	Ⅹ Ⅵ Ⅳ" 1064'
Ⅴ Ⅹ Ⅲ" 5103'	Ⅵ Ⅸ Ⅳ" 694'	Ⅹ Ⅴ Ⅲ" 1053'	Ⅸ Ⅵ Ⅳ" 964'
Ⅴ Ⅰ Ⅲ" 513'	Ⅵ Ⅱ Ⅳ" 624'	Ⅰ Ⅴ Ⅲ" 153'	Ⅱ Ⅵ Ⅳ" 264'
Ⅴ Ⅱ Ⅲ" 523'	Ⅵ Ⅰ Ⅳ" 614'	Ⅱ Ⅴ Ⅲ" 253'	Ⅰ Ⅵ Ⅳ" 164'
Ⅴ Ⅶ Ⅲ" 573'	Ⅵ Ⅷ Ⅳ" 684'	Ⅶ Ⅴ Ⅲ" 753'	Ⅷ Ⅵ Ⅳ" 864'
Ⅶ Ⅰ Ⅲ" 713'	Ⅷ Ⅱ Ⅳ" 824'	Ⅰ Ⅶ Ⅲ" 173'	Ⅱ Ⅷ Ⅳ" 284'
Ⅶ Ⅱ Ⅲ" 723'	Ⅷ Ⅰ Ⅳ" 814'	Ⅱ Ⅶ Ⅲ" 273'	Ⅰ Ⅷ Ⅳ" 184'
Ⅶ Ⅸ Ⅲ" 793'	Ⅷ Ⅹ Ⅳ" 8104'	Ⅸ Ⅶ Ⅲ" 973'	Ⅹ Ⅷ Ⅳ" 1084'
Ⅰ Ⅸ Ⅲ" 193'	Ⅱ Ⅹ Ⅳ" 2104'	Ⅸ Ⅰ Ⅲ" 913'	Ⅹ Ⅱ Ⅳ" 1024'
Ⅶ Ⅹ Ⅲ" 7103'	Ⅷ Ⅸ Ⅳ" 894'	Ⅹ Ⅷ Ⅲ" 1073'	Ⅸ Ⅷ Ⅳ" 984'

▌기준 5단방 일람표_장부혈 구성표

Gas.	土 金 火 / 木 水				
	Ⅴ Ⅰ Ⅲ" Ⅸ Ⅶ 513'97				
−	Ⅶ'7 Ⅴ'7	Ⅶ'7 Ⅰ'7	Ⅲ"7	Ⅴ'5 Ⅸ'5	Ⅴ'5 Ⅶ'5
+	Ⅸ'9 Ⅴ'9	Ⅸ'9 Ⅰ'9	Ⅲ"1	Ⅰ'1 Ⅸ'1	Ⅰ'1 Ⅶ'1
	Ⅰ Ⅴ Ⅲ" Ⅶ Ⅸ 153'79				
−	Ⅶ'7 Ⅰ'7	Ⅶ'7 Ⅴ'7	Ⅲ"7	Ⅴ'5 Ⅶ'5	Ⅴ'5 Ⅸ'5
+	Ⅸ'9 Ⅰ'9	Ⅸ'9 Ⅴ'9	Ⅲ"1	Ⅰ'1 Ⅶ'1	Ⅰ'1 Ⅸ'1
	Ⅶ Ⅸ Ⅲ" Ⅰ Ⅴ 793'15				
−	Ⅴ'5 Ⅶ'5	Ⅴ'5 Ⅸ'5	Ⅲ"7	Ⅶ'7 Ⅰ'7	Ⅶ'7 Ⅴ'7
+	Ⅰ'1 Ⅶ'1	Ⅰ'1 Ⅸ'1	Ⅲ"1	Ⅸ'9 Ⅰ'9	Ⅸ'9 Ⅴ'9
	Ⅸ Ⅶ Ⅲ" Ⅴ Ⅰ 973'51				
−	Ⅴ'5 Ⅸ'5	Ⅴ'5 Ⅶ'5	Ⅲ"7	Ⅶ'7 Ⅴ'7	Ⅶ'7 Ⅰ'7
+	Ⅰ'1 Ⅸ'1	Ⅰ'1 Ⅶ'1	Ⅲ"1	Ⅸ'9 Ⅴ'9	Ⅸ'9 Ⅰ'9
	Ⅵ Ⅱ Ⅳ" Ⅹ Ⅷ 624'108				
−	Ⅷ'8 Ⅵ'8	Ⅷ'8 Ⅱ'8	Ⅳ"8	Ⅵ'6 Ⅹ'6	Ⅵ'6 Ⅷ'6
+	Ⅹ'10 Ⅵ'10	Ⅹ'10 Ⅱ'10	Ⅳ"2	Ⅱ'2 Ⅹ'2	Ⅱ'2 Ⅷ'2
	Ⅱ Ⅵ Ⅳ" Ⅷ Ⅹ 264'810				
−	Ⅷ'8 Ⅱ'8	Ⅷ'8 Ⅵ'8	Ⅳ"8	Ⅵ'6 Ⅷ'6	Ⅵ'6 Ⅹ'6
+	Ⅹ'10 Ⅱ'10	Ⅹ'10 Ⅵ'10	Ⅳ"2	Ⅱ'2 Ⅷ'2	Ⅱ'2 Ⅹ'2
	Ⅷ Ⅹ Ⅳ" Ⅱ Ⅵ 8104'26				
−	Ⅵ'6 Ⅷ'6	Ⅵ'6 Ⅹ'6	Ⅳ"8	Ⅷ'8 Ⅱ'8	Ⅷ'8 Ⅵ'8
+	Ⅱ'2 Ⅷ'2	Ⅱ'2 Ⅹ'2	Ⅳ"2	Ⅹ'10 Ⅱ'10	Ⅹ'10 Ⅵ'10
	Ⅹ Ⅷ Ⅳ" Ⅵ Ⅱ 1084'62				
−	Ⅵ'6 Ⅹ'6	Ⅵ'6 Ⅷ'6	Ⅳ"8	Ⅷ'8 Ⅵ'8	Ⅷ'8 Ⅱ'8
+	Ⅱ'2 Ⅹ'2	Ⅱ'2 Ⅷ'2	Ⅳ"2	Ⅹ'10 Ⅵ'10	Ⅹ'10 Ⅱ'10

8. 수음체질_Ves.

▌내장구조

X 10	IX 9				水
II 2	I 1			木	
IV 4	III 3		火		
VIII 8	VII 7	金			
VI 6	V 5	土			

▌장부방 일람표

Ves.	土 金 火 / 木 水					
	VI K'	VIII D'	IV		II B	X V
+	VIII'8 VI'8	VI'6 VIII'6	IV" P'	IV"8	VIII'8 II'8	VI'6 X'6
−	X'10 VI'10	II'2 VIII'2		IV"2	X'10 II'10	II'2 X'2
▷	V K	VII D	III		I F	IX Z
+	VII'7 V'7	V'5 VII'5	III" P	III"7	VII'7 I'7	V'5 IX'5
−	IX'9 V'9	I'1 VII'1		III"1	IX'9 I'9	I'1 IX'1

▌set처방 일람표

V IX III" 593'	VI X IV" 6104'	IX V III" 953'	X VI IV" 1064'
V X III" 5103'	VI IX IV" 694'	X V III" 1053'	IX VI IV" 964'
V I III" 513'	VII II IV" 624'	I V III" 153'	II VI IV" 264'
V II III" 523'	VI I IV" 614'	II V III" 253'	I VI IV" 164'
V VII III" 573'	VI VIII IV" 684'	VII V III" 753'	VIII VI IV" 864'
VII I III" 713'	VIII II IV" 824'	I VII III" 173'	II VIII IV" 284'
VII II III" 723'	VIII I IV" 814'	II VII III" 273'	I VIII IV" 184'
VII IX III" 793'	VIII X IV" 8104'	IX VIII III" 973'	X VIII IV" 1084'
I IX III" 193'	II X IV" 2104'	IX I III" 913'	X II IV" 1024'
VII X III" 7103'	VIII IX IV" 894'	X VII III" 1073'	IX VIII IV" 984'

Ves.	土 金 火 / 木 水				
	Ⅴ Ⅰ Ⅲ" Ⅸ Ⅶ 513'97				
+	Ⅶ'7 Ⅴ'7	Ⅶ'7 Ⅰ'7	Ⅲ"7	Ⅴ'5 Ⅸ'5	Ⅴ'5 Ⅶ'5
−	Ⅸ'9 Ⅴ'9	Ⅸ'9 Ⅰ'9	Ⅲ"1	Ⅰ'1 Ⅸ'1	Ⅰ'1 Ⅶ'1
	Ⅰ Ⅴ Ⅲ" Ⅶ Ⅸ 153'79				
+	Ⅶ'7 Ⅰ'7	Ⅶ'7 Ⅴ'7	Ⅲ"7	Ⅴ'5 Ⅶ'5	Ⅴ'5 Ⅸ'5
−	Ⅸ'9 Ⅰ'9	Ⅸ'9 Ⅴ'9	Ⅲ"1	Ⅰ'1 Ⅶ'1	Ⅰ'1 Ⅸ'1
	Ⅶ Ⅸ Ⅲ" Ⅰ Ⅴ 793'15				
+	Ⅴ'5 Ⅶ'5	Ⅴ'5 Ⅸ'5	Ⅲ"7	Ⅶ'7 Ⅰ'7	Ⅶ'7 Ⅴ'7
−	Ⅰ'1 Ⅶ'1	Ⅰ'1 Ⅸ'1	Ⅲ"1	Ⅸ'9 Ⅰ'9	Ⅸ'9 Ⅴ'9
	Ⅸ Ⅶ Ⅲ" Ⅴ Ⅰ 973'51				
+	Ⅴ'5 Ⅸ'5	Ⅴ'5 Ⅶ'5	Ⅲ"7	Ⅶ'7 Ⅴ'7	Ⅶ'7 Ⅰ'7
−	Ⅰ'1 Ⅸ'1	Ⅰ'1 Ⅶ'1	Ⅲ"1	Ⅸ'9 Ⅴ'9	Ⅸ'9 Ⅰ'9
	Ⅵ Ⅱ Ⅳ" Ⅹ Ⅷ 624'108				
+	Ⅷ'8 Ⅵ'8	Ⅷ'8 Ⅱ'8	Ⅳ"8	Ⅵ'6 Ⅹ'6	Ⅵ'6 Ⅷ'6
−	Ⅹ'10 Ⅵ'10	Ⅹ'10 Ⅱ'10	Ⅳ"2	Ⅱ'2 Ⅹ'2	Ⅱ'2 Ⅷ'2
	Ⅱ Ⅵ Ⅳ" Ⅷ Ⅹ 264'810				
+	Ⅷ'8 Ⅱ'8	Ⅷ'8 Ⅵ'8	Ⅳ"8	Ⅵ'6 Ⅷ'6	Ⅵ'6 Ⅹ'6
−	Ⅹ'10 Ⅱ'10	Ⅹ'10 Ⅵ'10	Ⅳ"2	Ⅱ'2 Ⅷ'2	Ⅱ'2 Ⅹ'2
	Ⅷ Ⅹ Ⅳ" Ⅱ Ⅵ 8104'26				
+	Ⅵ'6 Ⅷ'6	Ⅵ'6 Ⅹ'6	Ⅳ"8	Ⅷ'8 Ⅱ'8	Ⅷ'8 Ⅵ'8
−	Ⅱ'2 Ⅷ'2	Ⅱ'2 Ⅹ'2	Ⅳ"2	Ⅹ'10 Ⅱ'10	Ⅹ'10 Ⅵ'10
	Ⅹ Ⅷ Ⅳ" Ⅵ Ⅱ 1084'62				
+	Ⅵ'6 Ⅹ'6	Ⅵ'6 Ⅷ'6	Ⅳ"8	Ⅷ'8 Ⅵ'8	Ⅷ'8 Ⅱ'8
−	Ⅱ'2 Ⅹ'2	Ⅱ'2 Ⅷ'2	Ⅳ"2	Ⅹ'10 Ⅵ'10	Ⅹ'10 Ⅱ'10

면역계란 피아가 긴밀하게 대치하고 있는 전선과 같다. 또한 미묘하고 예민한 막과도 같다. 이 막은 실지로는 보이지 않는다. 면역막에는 수많은 세균과 바이러스가 진을 펼치고 있다. 그런데 면역계는 우리 몸 어느 영역, 어느 부위에서나 균질한 것은 아니다. 각 체질의 내장 강약 구조에 따라 해당 장부가 관장하는 기능과 영역에서 면역 능력은 차이가 있다. 면역계에서 가장 취약한 부분을 흔히 병근이라고 한다.

4

성격

性格

셰익스피어는 '성격은 운명'이라고 말했다고 한다.

체질이 운명이니 체질에 따른 성격이 운명인 것은 당연하다.

▣ 캐릭터는 운명이다

셰익스피어는 "Character is destiny."라고 말했다고 한다. 성격은 운명이라는 말이다. 체질이 운명이니 체질에 따른 성격 또한 운명인 것은 당연하다.『동의수세보원』에서 동무 이제마는 '소증(素證)'이라는 개념을 제시했다. 소증은 '어떤 체질의 개인이 자신의 삶 속에서 어릴 때부터 늘 지니고 있는 증상'이라고 정의할 수 있다. 그것은 바로 그 사람의 체질 조건에서 기인하는 것이다.

체질침의 set처방이 적용되는 상황과 동무 이제마가 말한 소증은 그다지 비슷하지는 않다. set처방이 포함된 고단방이 적용되는 질병은 결코 평이한 단계는 아니기 때문이다. 체질침 고단방은 말 그대로 높은 단계의 치료 처방이다. 그런데 어떤 환자가 지니고 있는 질병상태는 결과적으로 그가 지나온 모든 지난날의 결과이기도 하므로, 이때 그 환자를 치료하는 치료처방으로 제시된 고단방에는 그가 지나온 날에 대한 의미가 포함되어 있을 것이다. 그것이 바로 set처방이고, 이 set처방에는 소증의 의미도 담기게 될 것이다.

어떤 한 set처방이 한 환자에게 고정된다면 그 set처방은 그 환자가 앓아 왔던 질병특성을 규정할 것이다. 그럴 때 그 set처방은 그 환자가 앓아왔던 질병의 성격을 총체적으로 드러내고, 그 환자에게는 운명적인 치료처방이 될 것이다.

하지만 지금의 내게 이런 믿음을 지탱해 줄 확고한 경험과 증거는 없다. 다만 동무 이제마가 제시한 소증으로부터 착안된 씨앗이 있었고, 그 씨앗에 열심히 물을 주고 돌보고 있는 중이다. 나의 이런 가설이 실재로 증명된다면 '기준 5단방'의 의미를 훨씬 더 적극적으로 해석하고 궁리해볼 수 있을 것이다.

■ set처방의 의미와 적용법

set처방은 환자의 체질 조건과 질병의 상황에 따라 다양한 성격과 목적을 지니고 적용되고, 그에 따라 동일한 set라고 하여도 조건과 상황에 따라 다른 의미를 갖는 경우도 있다. set처방의 성격과 의미가 다르게 적용되는 경우는 아래와 같다.

1. 특정한 범주

set처방은 알러지성 질환, 고혈압, 저혈압과 같은 특정한 범주를 지정한다.[1]

알러지성 질환	K'BP'set, K'FP'set
고혈압	KFPset, DFPset, K'BP'set, KDPset
저혈압	DZPset, FZPset, KVPset, DVPset, D'VP'set

2. 특정한 질병

set처방은 통풍, 류마티스성 관절염[R/A], 루게릭병, 파킨슨병, 삼차신경통과 같은 특정한 질병을 지정한다.

---

1   이 단원에서는 표 번호를 생략한다.

통풍	KFPset, DFPset
R/A	KFPset, DFPset, K'FP'set, ZFPset
루게릭병	DZPset, ZDPset
파킨슨병	KDPset
삼차신경통	ZFPset

3. 특정한 단계

set처방은 해당 체질에서 해당 질병이 질병의 전이단계에서 어떤 단계에 위치해 있는지를 지정한다.

DZPset, FZPset, K'BP'set, ZDPset, ZFPset 등이 쓰인 처방은 해당 체질에서 최약 장기의 내장기능 부전을 목표로 한다.

4. 1단과 2단의 교환

set처방에서 DZPset와 ZDPset, K'BP'set와 BK'P'set, FZPset와 ZFPset, DFPset와 FDPset처럼 1단과 2단의 위치가 바뀐 것은 해당 환자의 질병 조건에서 혈압 상태와 밀접하게 연관되어 있다.

▣ DZPset의 운용

구분	효용	목표	사례	적응질환
1	양체질의 내장기능 부전	1弱	DZPBK'	간경화, 천식, 신부전
2	루게릭병, 근무력증	木	DZPKV	루게릭병
3	알러지성 질환	金	DZPVK'	알러지성 비염, 피부염, 천식
4	척추병	水	DZPVK	요추협착증
5	홍반병, 자반병	病根	DZPVK'	홍반병, 자반병

1. 양체질의 내장기능 부전

체질	DZPset	FK	FK'	BK	BK'	4_5th	목표	적응증
Pul.	973'	51	52	61	62	瀉土補木	補木	간경화
Hep.	IX VII III"	V I	V II	VI I	VI II	補土瀉木	補金	천식
Pan.	753'	39	310	49	410	瀉火補水	補水	신부전
Ren.	VII V III'	III IX	III X	IV IX	IV X	補火瀉水	補土	

　　DZPset는 양체질의 내장기능 부전에 적용하고, 해당 처방은 각 체질에서 1약 장기를 목표로 한다. ZDPset도 DZPset와 운용법을 동일하게 적용한다.

체질	FZPset	DK	D'K'	DB	D'B	4_5th	목표	적응증
Col.	313'	97	108	94	104	瀉水瀉金 瀉水補火	補木	간경화
Cho.	Ⅲ I Ⅲ'	Ⅸ Ⅶ	Ⅹ Ⅷ	Ⅸ Ⅳ	Ⅹ Ⅳ	補水補金 補水瀉火	補金	천식
Gas.	193'	75	86	72	82	瀉金瀉土 瀉金補木	補水	신부전
Ves.	I Ⅸ Ⅲ"	Ⅶ Ⅴ	Ⅷ Ⅵ	Ⅶ Ⅱ	Ⅷ Ⅱ	補金補土 補金瀉木	補土 瀉木	간경화

음체질의 내장기능 부전에는 FZPset가 적용된다. ZFPset는 삼차신경통, 통풍, R/A 등에 적용된다.

체질	처방	4_5th	목표	적응증
Col.	ZFPK'D'	瀉金瀉水	瀉水	삼차신경통, 통풍
Pan.	ZFPBV	瀉火瀉土	補水	신부전
	ZFPD'K'	補金補水	補水	통풍, 삼차신경통

2. 루게릭병 / 근무력증

체질	DZPset	ZDPset	KV	K'B	4_5th	목표	적응증
Col.	313' Ⅲ I Ⅲ'	133' I Ⅲ Ⅲ'	72	84	瀉金補木 瀉金補火	補木	루게릭병

루게릭병은 금음체질에서 보목(補木)이 목표이므로 또한 1약(弱)이 목표라고 볼 수도 있다.

3. 알러지성 질환

체질	DZPVK'	4_5th	목표	체질	DZPVB	4_5th	목표
Pul.	973'82	瀉金補木	瀉金	Col.	913'24	補木補火	瀉金
Hep.	IX VII III"VIII II	補金瀉木	補金	Cho.	IX I III'II IV	瀉木瀉火	補金
Pan.	753'610	瀉土補水	補金	Gas.	793'102	補水補木	瀉金
Ren.	VII V III'VI X	補土瀉水	瀉金	Ves.	VII IX III"X II	瀉水瀉木	補金

알러지성 질환은 금(金)을 목표로 한다. 음체질에 DZPset가 사용될 경우에는 해당 환자가 저혈압을 가지고 있다.

【참고】 DZPVK'가 음체질에 적용될 때는 목(木)을 목표로 한다.

체질	DZPVK'	4_5th	목표	체질	DZPVK'	4_5th	목표
Pul.	973'82	瀉金補木	瀉金	Col.	913'28	補木瀉金	補木
Hep.	IX VII III"VIII II	補金瀉木	補金	Cho.	IX I III'II VIII	瀉木補金	瀉木
Pan.	753'610	瀉土補水	補金	Gas.	793'106	補水瀉土	補木
Ren.	VII V III'VI X	補土瀉水	瀉金	Ves.	VII IX III"X VI	瀉水補土	瀉木

4. 척추병

체질	DZPset	VK	4_5th	목표	적응증
Col.	973'	27	補木瀉金	瀉水	
Cho.	IX VII III"	II VII	瀉木補金	補水	
Gas.	753'	105	補水瀉土	補水	요추협착증
Ves.	VII V III'	X V	瀉水補土	瀉水	

척추병에 적용될 때는 목표가 수(水)다.

5. 홍반병 / 자반병

체질	K'BP'FD	4_5th	목표	체질	DZPVK'	4_5th	목표
Pul.	264'59	瀉土補水	補木	Col.	913'28	補木瀉金	瀉金
Hep.	ⅡⅥⅣ"ⅤⅨ	補土瀉水	瀉木	Cho.	ⅨⅠⅢ'ⅡⅧ	瀉木補金	補金
Pan.	1044'37	瀉火補金	補水	Gas.	793'106	補水瀉土	瀉土
Ren.	ⅩⅣⅣ'ⅢⅦ	補火瀉金	瀉水	Ves.	ⅦⅨⅢ"ⅩⅥ	瀉水補土	補土

홍반병과 자반병에 적용될 때는 병근(病根)이 목표이다.

【참고】 BVP'set는 FZPset를 부방(腑方)으로 바꾼 것이다.

체질	FZPset	DK'	4_5th	목표	적응증
Col.	313'	98	瀉水瀉金	瀉金	
Cho.	ⅢⅠⅢ'	ⅨⅧ	補水補金	補金	기관지확장증(4數)

체질	BVP'set	DK	4_5th	목표	적응증
Col.	424'	97	瀉水瀉金	瀉金	
Cho.	ⅣⅡⅣ'	ⅨⅦ	補水補金	補金	기관지천식(5數)

6. 양체질과 음체질에서 DZPset의 운용[2]

양체질(陽體質)		음체질(陰體質)	
내장기능 부전	간경화, 천식(5數), 신부전, 기관지확장증(4數), 폐섬유증	저혈압	
		척추병	요추협착증
		알러지성 질환	알러지성 피부염
알러지성 질환	알러지성 천식, 비염, 피부염	루게릭병	루게릭병, 근무력증
척추병	강직성척추염, 척수염, 척추관협착증	홍반병, 자반병	홍반병, 자반병

---

[2] D방의 위치

흔히 D방을 '기본방2'라고 한다.

고단방의 set처방에서 D방이 활용되는 용례를 보면 가히 '기본방2'라고 불릴 만하다.

金체질/木체질	IX (水)	Pul.	Hep.	Col.	Cho.
太陽人/太陰人		2弱	2强	2强	2弱
土체질/水체질	VII (金)	Pan.	Ren.	Gas.	Ves.
少陽人/少陰人		2弱	2强	2强	2弱

■ K'BP'set의 운용

구분	효용	목표	사례	적응질환
1	면역계 질환(알러지성)	金	K'BP'DZ	알러지성 비염, 피부염
2	양체질의 고혈압	病根	K'BP'FZ	고혈압, 알러지성 천식
3	내장기능 부전	1弱	K'BP'VD	당뇨, 신부전
4	척추병	水	K'BP'VD'	강직성척추염
5	병근(病根) 조절	病根	K'BP'FD	홍반병, 자반병, 사구체신염
6	자율신경실조증	病根	K'BP'D'V	고혈압, 자율신경실조증, 불안장애

1. 면역계 질환[알러지성 질환]

체질	K'BP'DZ	4_5th	목표	체질	K'BP'DF	4_5th	목표
Pul.	264'97	補水瀉金	瀉金	Col.	844'93	瀉水補火	瀉金
Hep.	II IV IV"IX VII	瀉水補金	補金	Cho.	VIII IV IV'IX III	補水瀉火	補金
Pan.	1044'75	補金瀉土	補金	Gas.	624'71	瀉金補木	瀉金
Ren.	X IV IV'VII V	瀉金補土	瀉金	Ves.	VI II IV"VII I	補金瀉木	補金

양체질과 음체질에 동일한 set에 동일한 적응증을 목표로 하는데, 양체질과 음체질에 각기 다른 4_5th formula를 갖고 있다. 감기, 알러지성 비염, 알러지성 피부염, 알러지성

천식 등에 적용된다.

BK'P'set도 K'BP'set와 동일하게 적용하는데, 혈압 조건이 다르다.

2. 양체질의 고혈압

체질	K'BP'FZ	4_5th	목표
Pul.	264'57	瀉土瀉金	瀉金
Hep.	Ⅱ Ⅳ Ⅳ" Ⅴ Ⅶ	補土補金	補金
Pan.	1044'35	瀉火瀉土	補金
Ren.	Ⅹ Ⅳ Ⅳ' Ⅲ Ⅴ	補火補土	瀉金

K'BP'FZ는 알러지성 비염, 알러지성 피부염, 알러지성 천식, 부비동염 등에 적용된다. K'BP'set가 양체질에 적용될 때 해당 환자는 고혈압을 가지고 있다. 만약 고혈압이 없다면 BK'P'set로 바꾸어서 BK'P'FZ로 적용해야만 한다.

3. 내장기능 부전

양체질과 음체질에 동일한 set로 동일한 목표를 지향하는데, 그 목표는 각 체질의 1약(弱) 장기이다. 양체질과 음체질에 각기 다른 4_5th formula를 갖고 있다. 녹내장[木], 갑상선 질환[金], 당뇨[水], 신부전[水], 간경화[木] 이명[水] 등에 적용된다.

체질	K'BP'ZD	4_5th	목표	체질	K'BP'VD	4_5th	목표
Pul.	264'79	瀉金補水	補木	Col.	844'29	補木瀉水	補木
Hep.	Ⅱ Ⅳ Ⅳ" Ⅶ Ⅸ	補金瀉水	補金	Cho.	Ⅷ Ⅳ Ⅳ' Ⅱ Ⅸ	瀉木補水	補金
Pan.	1044'57	瀉土補水	補水	Gas.	624'107	補水瀉金	補水
Ren.	Ⅹ Ⅳ Ⅳ' Ⅴ Ⅶ	補土瀉金	補土	Ves.	Ⅵ Ⅱ Ⅳ" Ⅹ Ⅶ	瀉水補金	補土

K'BP'set가 양체질에 적용될 때 해당 환자는 고혈압을 가지고 있다. 만약 고혈압이 없다면 BK'P'set로 바꾸어서 적용해야만 한다.

4. 척추병

체질	K'BP'VD'	4_5th	목표	적응증
Col.	844'210	補木瀉水	瀉水	강직성척추염
Cho.	Ⅷ Ⅳ Ⅳ' Ⅱ Ⅹ	瀉木補水	補水	
Gas.	624'108	補水瀉金	補水	
Ves.	Ⅵ Ⅱ Ⅳ" Ⅹ Ⅷ	瀉水補金	瀉水	

척추병에 적용될 때 목표는 수(水)다.

5. 병근 조절

체질	K'BP'VD'	4_5th	병근	金	水
Pul.	264'810	瀉金補水	補木	瀉金	補水
Hep.	Ⅱ Ⅵ Ⅳ" Ⅷ Ⅹ	補金瀉水	瀉木	補金	瀉水
Pan.	1044'68	瀉土補金	補水	補金	補水
Ren.	Ⅹ Ⅳ Ⅳ' Ⅵ Ⅷ	補土瀉金	瀉水	瀉金	瀉水

체질	K'BP'VD'	4_5th	병근	金	水
Col.	844'210	補木瀉水	瀉金	瀉金	瀉水
Cho.	Ⅷ Ⅳ Ⅳ' Ⅱ Ⅹ	瀉木補水	補金	補金	補水
Gas.	624'108	補水瀉金	瀉土	瀉金	補水
Ves.	Ⅵ Ⅱ Ⅳ" Ⅹ Ⅷ	瀉水補金	補土	補金	瀉水

K'BP'VD'는 양체질과 음체질에서 같은 처방 형식으로 동일하게 병근을 목표로 적용된다. 그리고 병근(病根) 한 가지 뿐만이 아니라 다양한 목표를 설정할 수 있다.

양체질에 금(金)을 목표로 적용할 때는, 아토피성 피부염, 알러지성 피부염에 적용하고, 수(水)를 목표로 적용할 때는 당뇨병이 적응증이다. 그리고 이 환자들은 모두 고혈압을 지니고 있어야 한다.

음체질에 금(金)을 목표로 적용할 때는, 알러지성 피부염에 적용하고, 수(水)를 목표로 적용할 때는 당뇨병, 신부전, 강직성척추염이 적응증이다.

양체질에서 해당 환자에게 고혈압이 없다면 BK'P'set로 바꾸어서 적용해야만 한다.

6. 자율신경실조증

체질	K'BP'D'V	4_5th	목표	체질	K'BP'D'B	4_5th	목표
Pul.	264'108	補水瀉金	補木	Col.	844'104	瀉水補火	瀉金
Hep.	ⅡⅣⅣ"ⅩⅧ	瀉水補金	瀉木	Cho.	ⅧⅣⅣ'ⅩⅣ	補水瀉火	補金
Pan.	1044'86	補金瀉土	補水	Gas.	624'82	瀉金補木	瀉土
Ren.	ⅩⅣⅣ'ⅧⅥ	瀉金補土	瀉水	Ves.	ⅥⅡⅣ"ⅧⅡ	補金瀉木	補土

양체질과 음체질에 각각 적용된 두 처방, K'BP'D'V와 K'BP'D'B는 모두 각 체질의 병근을 목표로 한다. 이렇게 병근에 적용되는 처방은 병근 이외에도 다양한 목표를 설정할 수 있다.

양체질에 K'BP'set가 적용될 때는 해당 환자가 고혈압이 있다. 그리고 병근을 목표로 설정한다면 다른 질병에 우선하여 고혈압을 목표로 해당 처방을 적용할 수 있다. 목(木)을 목표로 한다면 자율신경실조증이나 불안장애에 적용한다.

5

단서

端緒

체질침 처방은 기호이며 약속이다. 체질침의 기호체계를 익힌 사람
이라면 다른 사람이 써놓았거나 전해 준 처방의 의미를, 그 사람의
설명을 듣지 않고서도 파악할 수 있어야 한다. 이것이 내가 체질침
고단방의 의미를 궁리하게 된 첫 실마리였다.

■ 4단방의 구조와 목표

임상가에 처방이 공개된 이런 4단방들이 있었다.

【표 1】 임상가에 알려진 체질침 4단방

set	체질	처방		4th	적응증
K'BP'	Pul.	K'BP'Z	Ⅱ Ⅵ Ⅳ" Ⅶ 264'7	金	녹내장
K'BP'	Col.	K'BP'Z	Ⅷ Ⅳ Ⅳ' Ⅰ 844'1	木	녹내장
K'BP'	Pan.	K'BP'F	Ⅹ Ⅰ Ⅳ' Ⅲ 1044'3	火	Atopy, 조열
BK'P'	Hep.	BK'P'D	Ⅵ Ⅱ Ⅳ" Ⅸ 624'9	水	건선
KFP	Hep.	KFPB	Ⅰ Ⅴ Ⅲ" Ⅵ 153'6	土	R/A
KFP	Cho.	KFPZ	Ⅶ Ⅲ Ⅲ' Ⅰ 733'1	木	통풍
ZFP	Col.	ZFPK'	Ⅰ Ⅲ Ⅲ' Ⅷ 133'8	金	삼차신경통, 통풍
DZP	Pul.	DZPF	Ⅸ Ⅶ Ⅲ' Ⅴ 973'5	土	부비동염
DZP	Col.	DZPB	Ⅸ Ⅰ Ⅲ' Ⅳ 913'4	火	녹내장
FZP	Hep.	FZPK'	Ⅴ Ⅶ Ⅲ' Ⅱ 573'2	木	뇌경색, 이명
KDP	Col.	KDPV	Ⅶ Ⅸ Ⅲ' Ⅱ 793'2	木	파킨슨병
D'VP'	Pan.	D'VP'B	Ⅷ Ⅵ Ⅳ' Ⅳ 864'4	火	알러지성 비염
D'VP'	Hep.	D'VP'B	Ⅹ Ⅷ Ⅳ" Ⅵ 1084'6	土	협심증
BVP'	Col.	BVP'K'	Ⅳ Ⅱ Ⅳ' Ⅷ 424'8	金	뇌경색

위 14개 4단방을 보면 선두방과 4th formula의 관계가 상극(相剋)관계를 이루고 있다. 그래서 모든 4단방들이 이런 형식으로 되어 있는지 보았더니 그렇지 않은 경우도 있었다. 같은 적응증을 가진 세 처방이 있어 이 처방들을 비교해 보았다.

【표 2】 녹내장 치료 처방의 비교

적응증	체질	처방	4th	목표
녹내장	Pul.	K'BP'Z Ⅱ Ⅵ Ⅳ"Ⅶ 264'7	金	瀉金 〉補木
	Col.	K'BP'Z Ⅷ Ⅳ Ⅳ'Ⅰ 844'1	木	補木 〉補木
	Col.	DZPB Ⅸ Ⅰ Ⅲ'Ⅳ 913'4	火	補火 〉補木

위 세 처방은 처방의 목표가 목(木)[肝]으로 동일하다. 그러므로 4단방에서 4th formula는 set처방의 1·2·3단에 서는 처방들과는 별도로 처방의 목표를 지정하는 역할을 맡고 있다고 볼 수 있다. 즉 4단방에서 set을 이루는 3개 처방과 4th formula는 별개의 구조이고, set처방은 자체로 의미를 지니고 있다.

▣ 4단방에서 4th formula의 역할

【표 3】 4단방에서 목표 설정

체질	4th formula		목표		
Pul.	Ⅶ/Ⅷ 7/8	瀉金	補木		
	Ⅴ/Ⅵ 5/6	瀉土	補水	補木	瀉金
	Ⅸ/Ⅹ 9/10	補水	補木	瀉土	瀉金
	Ⅰ/Ⅱ 1/2	補木	補水	瀉土	
Pan.	Ⅴ/Ⅵ 5/6	瀉土	補水		
	Ⅲ/Ⅳ 3/4	瀉火	補金	補水	
	Ⅶ/Ⅷ 7/8	補金	補水	瀉火	補木
	Ⅸ/Ⅹ 9/10	補水	瀉火	補金	
Col.	Ⅶ/Ⅷ 7/8	瀉金	瀉水	補火	補木
	Ⅸ/Ⅹ 9/10	瀉水	補火	瀉金	
	Ⅲ/Ⅳ 3/4	補火	瀉水	補木	
	Ⅰ/Ⅱ 1/2	補木	瀉金	瀉水	
Gas.	Ⅴ/Ⅵ 5/6	瀉土	補水	瀉金	
	Ⅶ/Ⅷ 7/8	瀉金	補木	瀉土	
	Ⅰ/Ⅱ 1/2	補木	補水	瀉土	瀉金
	Ⅸ/Ⅹ 9/10	補水	補木	瀉土	

체질침 4단방에서 4th formula는 처방의 목표를 설정하는 역할을 맡고 있다. 위의 [표 3]은 금양체질, 토양체질, 금음체질, 토음체질의 경우이다. 나머지 네 체질은 정반대로 보면 된다.

4단방에서 처방의 성격과 목표를 설정하는 방법을 사례를 통해서 살펴보자.

【표 4】 토양체질의 사례

체질	처방의 구조와 의미	목표와 적응증
Pan.	Ⅹ Ⅳ Ⅳ'Ⅲ 1044'3	
	Ⅹ Ⅳ Ⅳ'(K'BP'set)	알러지성 질환
	Ⅲ : 瀉火	
	瀉火 〉補金[補肺]	알러지성 피부염

Pan.이란 회사에서 생산한 Ⅹ Ⅳ Ⅳ'[K'BP'set]란 미사일에 사화(瀉火)란 유도장치를 달면 보금(補金)이라는 목표(目標)가 설정되어 알러지성 피부염을 공략(攻略)한다.

【표 5】 목양체질의 사례

체질	처방의 구조와 의미	목표와 적응증
Hep.	Ⅶ Ⅱ Ⅳ'Ⅸ 624'9	
	Ⅶ Ⅱ Ⅳ'(BK'P'set)	면역계통 질환
	Ⅸ : 瀉水	
	瀉水 〉補金[補肺]	乾癬

Hep.란 해운회사에서 운용하는 Ⅶ Ⅱ Ⅳ'[BK'P'set]라는 종류의 화물선에 사수(瀉水)라는 컨테이너를 싣고, 보금(補金)이라는 방향을 따라 가면 건선(乾癬)이라는 항구에 닿는다.

이때 해당 환자에게는 고혈압이 없다.

▣ 4단방 DZPB의 다양한 운용[1]

4단방 DZPB는 다양한 목표를 설정할 수 있고, 다양하게 운용된다.

구분	효용	목표	사례
1	내장기능 부전	1弱	간경화(Pul.)
2	ENT 만성염증	病根	녹내장, 부비동염, 중이염
3	복강 염증성 질환	水	골반강염, 전립선염
4	관절의 염증	水	강직성척추염, 디스크
5	통증	水	통풍, 견비통

1. 양체질

체질	DZPB	4th	목표/적응증					
Pul.	973'6	瀉土	補木	간경화	補水	전립선염	瀉金	Atopy피부염
Hep.	Ⅸ Ⅶ Ⅲ " Ⅵ	補土	補金	부비동염				
Pan.	753'4	瀉火	補水	중이염			補金	기침, 천식
Ren.	Ⅶ Ⅴ Ⅲ ' Ⅳ	補火	補土					

---

[1] 이하에서는 표 번호를 생략한다.

2. 음체질

체질	DZPB	4th	목표/적응증				
Col.	913'4	補火	補木	녹내장			
Cho.	ⅨⅠⅢ'Ⅳ	瀉火	補金	비염, 기침	補水	통풍	
Gas.	793'2	補木	補水	전립선염			
Ves.	Ⅶ·ⅨⅢ"Ⅱ	瀉木	補土				

■ 5단방의 해석

초기 3단방인 관절염증방은 어떤 체질, 어떤 상황에서도 관절의 염증으로 발생하는 제반 통증과 신경장애를 치료한다.

하지만 체질침 고단방을 운용하는 원리는 단순하지 않다. 체질침 고단방은 심화된 중증 질환에 적용되는 처방인데, 이런 상태에 이른 환자들의 조건은 참으로 다양할 것이다. 환자는 여러 가지 질병을 함께 지니고 있을 가능성이 많고, 그런 질병들은 그의 생애를 통해 변화하면서 심화되어 왔을 것이다. 또한 환자의 신체 조건에 따라 완해(緩解)와 악화를 반복하여 왔을 것이다.

그러니 이러한 환자의 조건에 대응하는 고단방을 고정된 한 가지의 원리로 운용한다고 믿는 것은 합당한 대처는 아닐 것이다. 이러한 고단방을 해석하는 방법에 대해 궁리해 보았다.

1. set처방의 의미와 목표 질병에 집중하는 방법

Pul.	K'BP'D'V		4_5th	목표	적용질환
	II VI IV"X VIII	264'108	補水瀉金	瀉金	알러지성천식

이 처방에 쓰인 K'BP'set는 '알러지성'이라는 의미를 지니고 있다. 그리고 4_5th formula로 설정한 목표는 사금(瀉金)이 되어 이 처방은 호흡기계통 질환에 적용된다는 것을 나타내준다. 그러므로 set처방이 지닌 의미와 목표 정보를 합하면 이 처방의 적응질환

은 알러지성 전식이다. 또한 K'BP'set는 양체징의 고혈압 환자에게 응용되기도 하므로, 환자가 저혈압을 가진 경우에는 이 처방을 적용할 수 없다.

아래의 처방은 토양체질의 알러지성 피부염에 적용된 것이다. 이 처방 또한 고혈압을 가진 환자에게 적용해야 한다.

Pan.	K'BP'FD		4_5th	목표	적응질환
	Ⅹ Ⅵ Ⅳ' Ⅲ Ⅶ	1044'37	瀉火補金	補金	알러지성피부염

2. 체질적인 조건에 집중하는 방법

Pul.	K'BP'D'V		4_5th	목표	적응질환
	Ⅱ Ⅵ Ⅳ" Ⅹ Ⅷ	264'108	補水瀉金	補木	자율신경실조증

이 처방이 보목(補木)의 목표로 자율신경실조증에 쓰일 때는, 이 환자의 금양체질이라는 조건에 집중한 것이다. 금양체질은 병근이 최약(最弱)한 간(肝)이다. 그래서 먼저 '담보방(膽補方)'으로서 보목하고, 4_5th의 보수사금(補水瀉金)으로 보목이라는 목표를 재차 설정한 것이다.

아래 처방은 저혈압을 가지고 있는 금음체질의 루게릭병에 적용되었다. 선두방으로 먼저 사수(瀉水)한다.

Col.	DZPK'B		4_5th	목표	적응질환	1强	2强	1弱	2弱
	Ⅸ Ⅰ Ⅲ' Ⅷ Ⅳ	913'84	瀉金補火	補木	루게릭병	金	水	木	火

3. 환자의 현재 조건에 집중하는 방법

Pan.	K'BP'FD		4_5th	목표	적응질환	1强	2强	1弱	2弱
	ⅩⅥⅣ'Ⅲ Ⅶ	1044'37	瀉火補金	補水	사구체신염	土	火	水	金

이 처방에 쓰인 K'BP'set는 양체질의 내장기능 부전과 고혈압에 응용되는 성격을 지닌다. 그리고 4_5th로 설정한 목표는 보수(補水)이니, 이 처방의 목표 장기는 해당체질인 토양체질의 '최약(最弱)한 신(腎)'이다. 그래서 이 처방은 토양체질의 사구체신염에 적용되었고, 이 처방이 적용된 환자는 아울러 고혈압도 지니고 있을 것이라고 짐작해 볼 수 있다.

Hep.에 적용된 DZPBK는 내장기능 부전에 적용된 처방이다. 이 처방의 목표는 보금(補金)으로 Hep.의 1약 장기인 폐가 목표이다.

Hep.	DZPBK		4_5th	목표	적응질환	1强	2强	1弱	2弱
	ⅨⅦⅢ"ⅥⅠ	973'61	補土瀉木	補金	기관지천식	木	水	金	土

4. 체질별 전이규율[2]을 참고하는 방법

Pul.	DZPFK'		4_5th	목표	적응질환	1强	2强	1弱	2弱
	Ⅸ Ⅶ Ⅲ" Ⅴ Ⅱ	973'52	瀉土補木	補木	간경화	金	土	木	水

이 처방에 쓰인 DZPset는 양체질의 내장기능 부전에 응용된다. 그리고 4_5th formula로 설정한 목표는 사토보목(瀉土補木)으로 보목이 된다. 그러니 이 체질의 간에 발생한 내장기능 부전에 쓰인다는 뜻이다. 금양체질의 전이규율로 보면 목(木)은 1약(弱)이므로, 이 처방이 적용된 환자의 질병은 심화되어서 간경화의 단계에 이른 것이다.

아래의 금음체질은 루게릭병으로 질병의 단계가 금음체질의 최약 장기인 간(肝)에 이른 것이다. 선두방으로 보목(補木)하였다. ZDPset이므로 환자에게 저혈압은 없다.

Col.	ZDPK'B		4_5th	목표	적응질환	1强	2强	1弱	2弱
	Ⅰ Ⅸ Ⅲ' Ⅷ Ⅳ	193'84	瀉金補火	補木	루게릭병	金	水	木	火

---

2 8체질의학에서 보는 각 체질의 전이(轉移) 규율은 1강(强) → 2강(强) → 1약(弱) → 2약(弱), 이런 순서이다.

체질	전이 규율	비고
Pul.	Ⅶ(金) → Ⅴ(土) → Ⅰ(木) → Ⅸ(水)	
Hep.	Ⅰ(木) → Ⅸ(水) → Ⅶ(金) → Ⅴ(土)	陽體質
Pan.	Ⅴ(土) → Ⅲ(火) → Ⅸ(水) → Ⅶ(金)	五行 相生 逆順
Ren.	Ⅸ(水) → Ⅶ(金) → Ⅴ(土) → Ⅲ(火)	
Col.	Ⅷ(金) → Ⅹ(水) → Ⅱ(木) → Ⅳ(火)	
Cho.	Ⅱ(木) → Ⅳ(火) → Ⅷ(金) → Ⅹ(水)	陰體質
Gas.	Ⅵ(土) → Ⅷ(金) → Ⅹ(水) → Ⅱ(木)	五行 相生 順
Ves.	Ⅹ(水) → Ⅱ(木) → Ⅵ(土) → Ⅷ(金)	

6

목표

目標

이쪽에서 저쪽 대륙을 향해 날리는 대륙 간 탄도 미사일이 있다고 하자. 이 미사일에는 엄청난 폭발력과 살상능력을 지닌 탄두가 실려 있고, 이 미사일을 목표물까지 날릴 수 있는 추진체와 또 목표까지 미사일을 정확하게 유도할 정밀장치가 필요할 것이다.

체질침 고단방도 마치 미사일처럼 처방의 성격, 목표, 적응증에 대한 정보가 처방의 구성 요소에 각각 담겨져 있다.

◼ 5단방에서 4_5th formula와 목표

1. 陽體質

▌金[1]

구분	VD		VD'		VK'		목표(金)
Pul.	89	瀉金補水	810	瀉金補水	82	瀉金補木	瀉金
Hep.	ⅧⅨ	補金瀉水	ⅧⅩ	補金瀉水	ⅧⅡ	補金瀉木	補金
Pan.	67	瀉土補金	68	瀉土補金	610	瀉土補水	補金
Ren.	ⅥⅦ	補土瀉金	ⅥⅧ	補土瀉金	ⅥⅩ	補土瀉水	瀉金

구분	FZ		DZ		목표(金)
Pul.	57	瀉土瀉金	97	補水瀉金	瀉金
Hep.	ⅤⅦ	補土補金	ⅨⅦ	瀉水補金	補金
Pan.	35	瀉火瀉土	75	補金瀉土	補金
Ren.	ⅢⅤ	補火補土	ⅦⅤ	瀉金補土	瀉金

---

[1] 이 단원에서는 표 번호를 생략한다.

■ 水

구분	KB / K'B		FK / FK'		BZ / BV		목표(水)
Pul.	16 / 26	補木瀉土	51 / 52	瀉土補木	67 / 68	瀉土瀉金	補水
Hep.	ⅠⅥ ⅡⅥ	瀉木補土	ⅤⅠ ⅤⅡ	補土瀉木	ⅥⅦ ⅥⅧ	補土補金	瀉水
Pan.	94 / 104	補水瀉火	39 / 310	瀉火補水	45 / 46	瀉火瀉土	補水
Ren.	ⅨⅣ ⅩⅣ	瀉水補火	ⅢⅨ ⅢⅩ	補火瀉水	ⅣⅤ ⅣⅥ	補火補土	瀉水

구분	KF		DZ / D'V		ZD' / VD'		목표(水)
Pul.	15	補木瀉土	97 / 108	補水瀉金	710 / 810	瀉金補水	補水
Hep.	ⅠⅤ	瀉木補土	ⅨⅦ ⅩⅧ	瀉水補金	ⅦⅩ ⅧⅩ	補金瀉水	瀉水
Pan.	93	補水瀉火	75 / 86	補金瀉土	58 / 68	瀉土補金	補水
Ren.	ⅨⅢ	瀉水補火	ⅦⅤ ⅧⅥ	瀉金補土	ⅤⅧ ⅥⅧ	補土瀉金	瀉水

■ 1弱

구분	BK / BK'		FK / FK'		목표	1强	2强	1弱	2弱
Pul.	61 / 62	瀉土補木	51 / 52	瀉土補木	補木	金	土	木	水
Hep.	ⅦⅠ ⅥⅠ	補土瀉木	ⅤⅠ ⅤⅡ	補土瀉木	補金	木	水	金	土
Pan.	49 / 410	瀉火補水	39 / 310	瀉火補水	補水	土	火	水	金
Ren.	ⅣⅨ ⅣⅩ	補火瀉水	ⅢⅨ ⅢⅩ	補火瀉水	補土	水	金	土	火

구분	VD		ZD / ZD'		목표	1强	2强	1弱	2弱
Pul.	89	瀉金補水	79 / 710	瀉金補水	補木	金	土	木	水
Hep.	ⅧⅨ	補金瀉水	ⅦⅨ ⅦⅩ	補金瀉水	補金	木	水	金	土
Pan.	67	瀉土補金	57 / 58	瀉土補金	補水	土	火	水	金
Ren.	ⅥⅦ	補土瀉金	ⅤⅦ ⅤⅧ	補土瀉金	補土	水	金	土	火

104

▌病根

구분	DV / D'V		FD / BD		KB / K'B		목표
Pul.	98 / 108	補水瀉金	59 / 69	瀉土補水	16 / 26	補木瀉土	補木
Hep.	IX VIII X VIII	瀉水補金	V IX VI IX	補土瀉水	I VI II VI	瀉木補土	瀉木
Pan.	76 / 86	補金瀉土	37 / 47	瀉火補金	94 / 104	補水瀉火	補水
Ren.	VII VI VIII VI	瀉金補土	III VII IV VII	補火瀉金	IX IV X IV	瀉水補火	瀉水

▌다양한 목표의 설정

구분	DV / D'V		FD / BD		병근	1弱	水	金
Pul.	98 / 108	補水瀉金	59 / 69	瀉土補水	補木	補木	補水	瀉金
Hep.	IX VIII X VIII	瀉水補金	V IX VI IX	補土瀉水	瀉木	補金	瀉水	補金
Pan.	76 / 86	補金瀉土	37 / 47	瀉火補金	補水	補水	補水	補金
Ren.	VII VI VIII VI	瀉金補土	III VII IV VII	補火瀉金	瀉水	補土	瀉水	瀉金

구분	ZD / ZD'		KB / K'B		병근	1弱	水	金
Pul.	79 / 710	瀉金補水	16 / 26	補木瀉土	補木	補木	補水	瀉金
Hep.	VII IX VII X	補金瀉水	I VI II VI	瀉木補土	瀉木	補金	瀉水	補金
Pan.	57 / 58	瀉土補金	94 / 104	補水瀉火	補水	補水	補水	補金
Ren.	V VII V VIII	補土瀉金	IX IV X IV	瀉水補火	瀉水	補土	瀉水	瀉金

구분	VD / VD'		병근	金	水	1弱
Pul.	89 / 810	瀉金補水	補木	瀉金	補水	補木
Hep.	VIII IX VIII X	補金瀉水	瀉木	補金	瀉水	補金
Pan.	67 / 68	瀉土補金	補水	補金	補水	補水
Ren.	VI VII VI VIII	補土瀉金	瀉水	瀉金	瀉水	補土

2. 陰體質

▮金

구분	VB		VD'		DK / DK'		목표(金)
Col.	24	補木補火	210	補木瀉水	97 / 98	瀉水瀉金	瀉金
Cho.	ⅡⅣ	瀉木瀉火	ⅡⅩ	瀉木補水	ⅨⅦ ⅨⅧ	補水補金	補金
Gas.	102	補水補木	108	補水瀉金	75 / 76	瀉金瀉土	瀉金
Ves.	ⅩⅡ	瀉水瀉木	ⅩⅧ	瀉水補金	ⅦⅤ ⅦⅥ	補金補土	補金

구분	ZK / ZK'		DF		목표(金)
Col.	17 / 18	補木瀉金	93	瀉水補火	瀉金
Cho.	ⅠⅦ ⅠⅧ	瀉木補金	ⅨⅢ	補水瀉火	補金
Gas.	95 / 96	補水瀉土	71	瀉金補木	瀉金
Ves.	ⅨⅤ ⅨⅥ	瀉水補土	ⅦⅠ	補金瀉木	補金

▮水

구분	VD / VD'		KD' / K'D'		목표(水)
Col.	29 / 210	補木瀉水	710 / 810	瀉金瀉水	瀉水
Cho.	ⅡⅨ ⅡⅩ	瀉木補水	ⅦⅩ ⅧⅩ	補金補水	補水
Gas.	107 / 108	補水瀉金	58 / 68	瀉土瀉金	補水
Ves.	ⅩⅦ ⅩⅧ	瀉水補金	ⅤⅧ ⅥⅧ	補土補金	瀉水

구분	VK		FK'		목표(水)
Col.	27	補木瀉金	38	補火瀉金	瀉水
Cho.	ⅡⅦ	瀉木補金	ⅢⅧ	瀉火補金	補水

Gas.	105	補水瀉土	16	補木瀉土	補水
Ves.	X V	瀉水補土	I VI	瀉木補土	瀉水

▌1弱

구분	DK / D'K'		K'D'		K'B		BK		목표	1弱
Col.	97 / 108	瀉水瀉金	810	瀉金瀉水	84	瀉金補火	47	補火瀉金	補木	木
Cho.	IX VII X VIII	補水補金	VIII X	補金補水	VIII IV	補金瀉火	IV VII	瀉火補金	補金	金
Gas.	75 / 86	瀉金瀉土	68	瀉土瀉金	62	瀉土補木	25	補木瀉土	補水	水
Ves.	VII V VIII VI	補金補土	VI VIII	補土補金	VII II	補土瀉木	II V	瀉木補土	補土	土

구분	KV		VD		BK		목표	1弱
Col.	72	瀉金補木	29	補木瀉水	47	補火瀉金	補木	木
Cho.	VII II	補金瀉木	II IX	瀉木補水	IV VII	瀉火補金	補金	金
Gas.	510	瀉土補水	107	補水瀉金	25	補木瀉土	補水	水
Ves.	V X	補土瀉水	X VII	瀉水補金	II V	瀉木補土	補土	土

▌病根

구분	DB / D'B		VK'		VD		목표
Col.	94 / 104	瀉水補火	28	補木瀉金	29	補木瀉水	瀉金
Cho.	IX IV X IV	補水瀉火	II VIII	瀉木補金	II IX	瀉木補水	補金
Gas.	72 / 82	瀉金補木	106	補水瀉土	107	補水瀉金	瀉土
Ves.	VII II VIII II	補金瀉木	X VI	瀉水補土	X VII	瀉水補金	補土

▌ 다양한 목표의 설정

구분	DB / D'B		VD / VD'		병근	木	1弱	水	金
Col.	94 / 104	瀉水補火	29 / 210	補木瀉水	瀉金	補木	補木	瀉水	瀉金
Cho.	IX IV X IV	補水瀉火	II IX II X	瀉木補水	補金	瀉木	補金	補水	補金
Gas.	72 / 82	瀉金補木	107 / 108	補水瀉金	瀉土	補木	補水	補水	瀉金
Ves.	VII II VIII II	補金瀉木	X VII X VIII	瀉水補金	補土	瀉木	補土	瀉水	補金

▣ 두 처방을 생각한다.[2]

1. 감기

K'BP'DZ는 양체질(陽體質)의 감기에 쓰고, K'BP'DF는 음체질(陰體質)의 감기에 쓴다고 한다.

체질	K'BP'DZ	4_5th	목표	체질	K'BP'DF	4_5th	목표
Pul.	264'97	補水瀉金	瀉金	Col.	844'93	瀉水補火	瀉金
Hep.	ⅡⅥⅣ"ⅨⅦ	瀉水補金	補金	Cho.	ⅧⅣⅣ"ⅨⅢ	補水瀉火	補金
Pan.	1044'75	補金瀉土	補金	Gas.	624'71	瀉金補木	瀉金
Ren.	ⅩⅣⅣ'ⅦⅤ	瀉金補土	瀉金	Ves.	ⅥⅡⅣ"ⅦⅠ	補金瀉木	補金

하지만 이 두 처방은 5단방이므로 이 처방을 감기에 쓸 환자의 조건은 일반적이지는 않을 것이다. 면역이 심하게 약화되어 질병에 취약하고, 늘 감기를 달고 지내는 사람이며, 또한 비염이나 천식 같은 만성적인 알러지성 질환들도 지니고 있을 것이다. 그런 환자의 감기라면 3단방으로는 좀 부족할 것이므로 위의 5단방을 적용하는 것이 더 효과적이라고 생각한다.

---

2 이 책은 '체질침 처방집'을 목표로 하는 것이 아니므로, 내가 수집하고 분석한 고단방을 모두 수록하지는 않는다.

2. 알러지성 질환

알러지성 천식, 아토피성 피부염, 알러지성 비염

체질	K'BP'FZ	4_5th	목표	체질	K'BP'VD'	4_5th	목표
Pul.	264'57	瀉土瀉金	瀉金	Col.	844'210	補木瀉水	瀉金
Hep.	Ⅱ Ⅵ Ⅳ" Ⅴ Ⅶ	補土補金	補金	Cho.	Ⅷ Ⅳ Ⅳ' Ⅱ Ⅹ	瀉木補水	補金
Pan.	1044'35	瀉火瀉土	補金	Gas.	624'108	補水瀉金	瀉金
Ren.	Ⅹ Ⅳ Ⅳ' Ⅲ Ⅴ	補火補土	瀉金	Ves.	Ⅵ Ⅱ Ⅳ" Ⅹ Ⅷ	瀉水補金	補金

체질	BK'P'FZ	4_5th	목표	체질	DZPVB	4_5th	목표
Pul.	624'57	瀉土瀉金	瀉金	Col.	913'24	補木補火	瀉金
Hep.	Ⅵ Ⅱ Ⅳ" Ⅴ Ⅶ	補土補金	補金	Cho.	Ⅸ Ⅰ Ⅲ' Ⅱ Ⅳ	瀉木瀉火	補金
Pan.	4104'35	瀉火瀉土	補金	Gas.	793'102	補水補木	瀉金
Ren.	Ⅳ Ⅹ Ⅳ' Ⅲ Ⅴ	補火補土	瀉金	Ves.	Ⅶ Ⅸ Ⅲ" Ⅹ Ⅱ	瀉水瀉木	補金

K'BP'set가 알러지성 질환에 적용되므로 K'BP'FZ는 양체질의 알러지성 질환에 쓰는데 금(金)이 목표이다. 금양체질이라면 아토피성 피부염, 목양체질이라면 건선(乾癬), 토양체질과 수양체질에는 알러지성 피부염에 적용된다. 또한 K'BP'set가 양체질에 적용된 경우에는 해당 환자에게 고혈압이 있다. 만약 환자가 고혈압이 아니라면 1단과 2단을 바꾼 BK'P'FZ를 적용해야만 한다.

동일한 적응증을 목표로 음체질에는 K'BP'VD'가 적용된다. K'BP'set가 적용되는 음체질에는 고혈압 조건을 고려하지 않아도 된다. 만약 저혈압이 있다면 DZPVB를 적용한다. DZPset는 음체질의 저혈압에 적용하기 때문이다.

3. 홍반병과 자반병

홍반병과 자반병에 양체질에는 K'BP'FD를, 음체질에는 DZPVK'를 적용한다. 이 처방들의 목표는 각 체질의 병근(病根)이다.

체질	K'BP'FD	4_5th	목표	체질	DZPVK'	4_5th	목표
Pul.	264'59	瀉土補水	補木	Col.	913'28	補木瀉金	瀉金
Hep.	Ⅱ Ⅵ Ⅳ" Ⅴ Ⅸ	補土瀉水	瀉木	Cho.	Ⅸ Ⅰ Ⅲ' Ⅱ Ⅷ	瀉木補金	補金
Pan.	1044'37	瀉火補金	補水	Gas.	793'106	補水瀉土	瀉土
Ren.	Ⅹ Ⅳ Ⅳ' Ⅲ Ⅶ	補火瀉金	瀉水	Ves.	Ⅶ Ⅸ Ⅲ" Ⅹ Ⅵ	瀉水補土	補土

4. 이명(耳鳴)

양체질과 음체질의 이명에 적용되는 두 처방은 수(水)를 목표로 한다. 처방의 형식으로 미루어 보아 양체질은 신경계통의 장애로, 음체질은 바이러스에 의한 원인을 염두에 둔 것 같다.

체질	KZPFK'	4_5th	목표	체질	BK'P'VD	4_5th	목표
Pul.	173'52	瀉土補木	補水	Col.	484'29	補木瀉水	瀉水
Hep.	Ⅰ Ⅶ Ⅲ" Ⅴ Ⅱ	補土瀉木	瀉水	Cho.	Ⅳ Ⅷ Ⅳ' Ⅱ Ⅸ	瀉木補水	補水
Pan.	953'310	瀉火補水	補水	Gas.	264'107	補水瀉金	補水
Ren.	Ⅸ Ⅴ Ⅲ' Ⅲ Ⅹ	補火瀉水	瀉水	Ves.	Ⅱ Ⅵ Ⅳ" Ⅹ Ⅶ	瀉水補金	瀉水

5. 건선(乾癬)

BK'P'DZ는 Pul.에는 아토피성 피부염에 적용되고, Hep.는 건선에 적용된다. 두 체질에서 아토피성 피부염과 건선은 만성적이고 난치성인 대표적인 피부질환이다. 이 두 질병이 두 체질에서 차지하는 위치가 같다.

음체질(陰體質)에 KFPVD'는 수(水)를 목표로 해서 R/A나 통풍(痛風)에 응용될 수도 있다.

체질	BK'P'DZ	4_5th	목표	체질	KFPVD'	4_5th	목표
Pul.	624'97	補水瀉金	瀉金	Col.	733'210	補木瀉水	瀉金
Hep.	VI II IV"IX VII	瀉水補金	補金	Cho.	VII III III'II X	瀉木補水	補金
Pan.	4104'75	補金瀉土	補金	Gas.	513'108	補水瀉金	瀉金
Ren.	IV X IV'VII V	瀉金補土	瀉金	Ves.	V I III"X VIII	瀉水補金	補金

6. 루게릭병, 근무력증

ZDPset가 적용된 아래의 고단방은 1단과 4단이 함께 보목(補木)에 집중하였다. ZDPK'D'는 수(水)를 목표로 적용되어 R/A나 통풍에 응용될 수도 있다.

체질	처방			4_5th	목표	적응증
Col.	ZDPK'B	193'84	I IX III'VIII IV	瀉金補火	補木	루게릭병, 근무력증
	ZDPKV	193'72	I IX III'VII II	瀉金補木	補木	루게릭병, 근무력증
	ZDPK'D'	193'810	I IX III'VIII X	瀉金補水	補木	근무력증
	ZDPK'D'	193'810	I IX III'VIII X	瀉金補水	補水	R/A, 통풍

양체질에서 ZDPset는 DZPset의 변형으로 각 체질의 1약(弱) 장기를 목표로 적용된다.

체질	처방		4_5th	목표		적응증
Pan.	ZDPKB	573'94	ⅤⅦⅢ'ⅨⅣ	補水瀉火	補水		사구체신염
Pul.	ZDPFK'	793'52	ⅦⅨⅢ"ⅤⅡ	瀉土補木	補木	1弱	간경화
Hep.	ZDPBK'	793'62	ⅦⅨⅢ"ⅥⅡ	補土瀉木	補金		천식

7. 삼차신경통

삼차신경통에 ZFPset를 적용할 때, 금음체질은 ZFPK'D'를 운용하고, 토양체질에는 ZFPD'K'를 운용한다. 토양체질에서 ZFPBV는 신부전에 운용한다. 세 처방의 목표는 모두 수(水)다.

체질	처방	4_5th	목표	적응증
Col.	ZFPK'D'	瀉金瀉水	瀉水	삼차신경통, 통풍
Pan.	ZFPBV	瀉火瀉土	補水	신부전
	ZFPD'K'	補金補水	補水	통풍, 삼차신경통

8. DZPFK'와 K'BP'ZD의 적용

DZPset와 K'BP'set는 양체질의 내장기능 부전에 적용된다. 이때 처방의 목표는 1약 장기이다. K'BP'set가 적용된 환자는 고혈압을 가지고 있다.

체질	K'BP'ZD	4_5th	목표		적응증
Pul.	Ⅱ Ⅵ Ⅳ"Ⅶ Ⅸ	瀉金補水	補木		간경화
Hep.	Ⅱ Ⅵ Ⅳ"Ⅶ Ⅸ	補金瀉水	補金	1弱	천식
Pan.	Ⅹ Ⅳ Ⅳ'Ⅴ Ⅶ	瀉土補金	補水		신부전
Ren.					

체질	DZPFK'	4_5th	목표		적응증
Pul.	Ⅸ Ⅶ Ⅲ"Ⅴ Ⅱ	瀉土補木	補木		간경화
Hep.	Ⅸ Ⅶ Ⅲ"Ⅴ Ⅱ	補土瀉木	補金	1弱	기관지확장증, 천식
Pan.	Ⅶ Ⅴ Ⅲ'Ⅲ Ⅹ	瀉火補水	補水		신부전
Ren.					

9. FZPD'K'의 운용

음체질의 내장기능 부전에는 FZPset가 적용된다. 이 또한 1약 장기가 목표이고, 해당 환자는 저혈압을 가지고 있다.

체질	FZPD'K'	4_5th	목표		적응증
Col.	313'108	瀉水瀉金	補木		간경화
Cho.	Ⅲ Ⅰ Ⅲ"Ⅹ Ⅷ	補水補金	補金	1弱	기관지확장증(4수)
Gas.	193'86	瀉金瀉土	補水		신부전
Ves.	Ⅰ Ⅸ Ⅲ"Ⅷ Ⅵ	補金補土			

10. 자율신경실조증과 불안신경증

K'BP'D'V는 자율신경실조증, 불안신경증에 적용된다. 해당 환자는 고혈압을 가지고 있고, 목표는 병근이다.

체질	K'BP'D'V	4_5th	목표
Pul.	624'108	補水瀉金	補木
Hep.	Ⅵ Ⅱ Ⅳ" Ⅹ Ⅷ	瀉水補金	瀉木
Pan.	1044'86	補金瀉土	補水
Ren.	Ⅹ Ⅳ Ⅳ' Ⅷ Ⅵ	瀉金補土	瀉水

11. 강직성척추염

강직성척추염은 토양체질에게서 다발한다. 양체질에는 KZPFK'를, 음체질에는 K'BP'VD'를 적용한다. 두 처방의 목표는 수(水)다.

체질	KZPFK'	4_5th	목표	체질	K'BP'VD'	4_5th	목표
Pul.	173'52	瀉土補木	補水	Col.	844'210	補木瀉水	瀉水
Hep.	Ⅰ Ⅶ Ⅲ" Ⅴ Ⅱ	補土瀉木	瀉水	Cho.	Ⅷ Ⅳ Ⅳ' Ⅱ Ⅹ	瀉木補水	補水
Pan.	953'310	瀉火補水	補水	Gas.	624'108	補水瀉金	補水
Ren.	Ⅸ Ⅴ Ⅲ' Ⅲ Ⅹ	補火瀉水	瀉水	Ves.	Ⅵ Ⅱ Ⅳ" Ⅹ Ⅷ	瀉水補金	瀉水

12. R/A, 통풍

R/A와 통풍에 적용되는 양체질 처방은 KFPBV, DFPBV이고, 음체질 처방은 KFPVD'

와 ZFPK'D'이다. KFPBV, DFPBV가 적용되는 양체질은 고혈압을 가지고 있다. ZFPK'D'가 적용되는 음체질은 혈압조건에 연관되지 않는다.

체질	KFPBV DFPBV	4_5th	목표	체질	KFPVD' ZFPK'D'	4_5th	목표
Pul.	153'68 953'68	瀉土瀉金	補水	Col.	733'210 133'810	補木瀉水 瀉金瀉水	瀉水
Hep.	ⅠⅤ·Ⅲ"ⅥⅧ ⅨⅤⅢ"ⅥⅧ	補土補金	瀉水	Cho.	ⅦⅢⅢ'ⅡⅩ ⅠⅢⅢ'ⅧⅩ	瀉木補水 補金補水	補水
Pan.	933'46 733'46	瀉火瀉土	補水	Gas.	513'108 913'68	補水瀉金 瀉土瀉金	補水
Ren.	ⅨⅢⅢ'ⅣⅥ ⅦⅢⅢ'ⅣⅥ	補火補土	瀉水	Ves.	ⅤⅠⅢ"ⅩⅧ ⅨⅠⅢ"ⅥⅧ	瀉水補金 補十補金	瀉水

13. DZPset와 FZPset

1) 동일한 형식과 다른 적응증

체질	DZPBK	4_5th	목표	적응증	1强	2强	1弱	2弱
Pul.	973'61	瀉土補木	補木	간경화	金	土	木	水
Hep.	ⅨⅦⅢ"ⅥⅠ	補土瀉木	補金	천식, 기관지확장증	木	水	金	土

체질	FZPD'K'	4_5th	목표	적응증	1强	2强	1弱	2弱
Col.	313'108	瀉水瀉金	補木	간경화	金	水	木	火
Cho.	ⅢⅠⅢ'ⅩⅧ	補水補金	補金	천식, 기관지확장증	木	火	金	水

위의 표에서 금양체질과 목양체질에 쓰인 처방은 DZPBK로 같은 형식이다. 금양체질에서는 간경화에, 목양체질에서는 천식이나 기관지확장증에 적용된다. 형식은 동일하지만 두 체질에서 적용된 질병은 다르다. 아래의 표에서도 금음체질과 목음체질에 적용된 처방의 형식은 같은데, 질병은 다르다.

이상의 네 체질에게 적용된 상기 처방들은 위 네 체질의 1약(弱) 장기를 목표로 한다는 공통점이 있다. 이런 사실로부터 궁리를 진행해보면 이상에 사용된 처방들에 공통점과 구분점이 분명히 있다는 뜻이다.

2) 다른 형식과 동일한 목표

체질	처방	4_5th	목표	적응증	1强	2强	1弱	2弱
Pul.	DZPBK 973'61	瀉土補木	補木	간경화	金	土	木	水
Col.	FZPD'K' 313'108	瀉水瀉金	補木	간경화	金	水	木	火

체질	처방	4_5th	목표	적응증	1强	2强	1弱	2弱
Hep.	DZPBK Ⅸ Ⅶ Ⅲ"Ⅵ I	補土瀉木	補金	천식	木	水	金	土
Cho.	FZPD'K' Ⅲ I Ⅲ'Ⅹ Ⅷ	補水補金	補金	천식	木	火	金	水

위의 표를 다르게 배치해서 보니 비교적 잘 드러난다. 양체질에서 1약 장기를 목표로 할 때는 DZPset가 사용되고, 음체질에서 1약 장기를 목표로 할 때는 FZPset가 사용된다는 것을 알 수 있다.

아울러 위 네 체질에서 목표한 질병은 각각 해당 체질에서 1약 장기의 질병이므로, 이 질병들은 각 체질에서 전이단계가 동일하다는 것을 알 수 있다. 그리고 이 질병들은 해당 장기의 기능이 부전한 질병들이다.

이상에서 궁리한 것을 바탕으로 아래의 표와 같은 결론을 도출할 수 있다.

내장기능 부전		목표	체질	처방	목표	적응증
陽體質	DZPset	1弱	Pul.	973'61	補木	간경화
			Hep.	Ⅸ Ⅶ Ⅲ"Ⅵ I	補金	천식, 기관지확장증
陰體質	FZPset	1弱	Col.	313'108	補木	간경화
			Cho.	Ⅲ I Ⅲ'Ⅹ Ⅷ	補金	천식, 기관지확장증

체질	DZPBK'	4_5th	목표	적응증	1强	2强	1弱	2弱
Pul.	973'62	瀉土補木	補木	간경화	金	土	木	水
Hep.	IX VII III "VI II	補土瀉木	補金	기관지천식	木	水	金	土

양체질에 적용된 DZPBK'도 원리가 같다.

14. 동일한 형식과 동일한 목표

체질	BK'P'VD'	4_5th	목표	적응증	1强	2强	1弱	2弱
Pul.	624'810	瀉金補水	瀉金	알러지성 피부염	金	土	木	水
Hep.	VI II IV "VIII X	補金瀉水	補金	알러지성 피부염	木	水	金	土

체질	BK'P'DZ	4_5th	목표	적응증	1强	2强	1弱	2弱
Pul.	624'97	補水瀉金	瀉金	아토피성 피부염	金	土	木	水
Hep.	VI II IV "IX VII	瀉水補金	補金	건선	木	水	金	土

양체질에 적용된 BK'P'VD'와 BK'P'DZ는 동일한 처방 형식으로 알러지성 질환이라는 동일한 목표에 적용된다. 두 경우 모두 환자의 조건에 고혈압은 없다. set처방의 성격에 집중한 처방이다.

15. R/A

체질	KDPB	4th	목표	체질	ZDPF	4th	목표
Col.	793'4	補火	瀉水	Col.	193'3	補火	瀉水
Cho.	Ⅶ Ⅸ Ⅲ'Ⅳ	瀉火	補水	Cho.	Ⅰ Ⅸ Ⅲ'Ⅲ	瀉火	補水
Gas.	573'2	補木	補水	Gas.	973'1	補木	補水
Ves.	Ⅴ Ⅶ Ⅲ"Ⅱ	瀉木	瀉水	Ves.	Ⅸ Ⅶ Ⅲ"Ⅰ	瀉木	瀉水

R/A에 적용된 4단방인 KDPB는 음체질이면서 고혈압을 가진 경우에, ZDPF는 음체질이면서 저혈압은 아닌 경우에 적용한다. 목표는 수(水)다.

16. 1st와 2nd formula의 교환

아래 두 처방은 금음체질에 적용된 루게릭병 처방이다. DZPset가 쓰인 처방의 조건은 저혈압이다. 선두방인 신사방(腎瀉方)으로 수사화보(水瀉火補)의 효과를 노린다. 84는 사금보화(瀉金補火)로서 보목(補木)이 목표이다.

Col.			
DZPset		ZDPset	
Ⅸ Ⅰ Ⅲ'Ⅷ Ⅳ	DZPK'B 913'84	Ⅰ Ⅸ Ⅲ'Ⅷ Ⅳ	ZDPK'B 193'84

1단과 2단을 바꾸어서 ZDPK'B가 된 처방은 환자의 조건이 저혈압이 아니다.

17. 4th와 5th formula의 교환

마치 동일한 set[ZDPset]로 4th와 5th formula가 바뀐 것처럼 보이는 두 처방이 있다.

Ⅰ Ⅸ Ⅲ'Ⅷ Ⅳ ZDPK'B 193'84	Ⅰ Ⅸ Ⅲ'Ⅳ Ⅷ ZDPBK' 193'48

금음체질에 적용된 ZDPK'B는 4th인 사금(瀉金)이 주된 역할을 하여 목표가 보목(補木)이 된다.

이 처방에서 4th와 5th가 바뀐 듯 보이는 ZDPBK'는 4th인 보화(補火)가 주된 역할을 하여 사금(瀉金)하는 목표가 설정되었다. 사실 이 처방은 금음체실에 적용된 처방이 아니다. 이 처방은 DZPBK'의 변형으로 양체질의 내장기능 부전에 쓰이는 처방으로 천식(喘息)을 목표로 하는 처방이다.

18. SLE[3]와 ITP[4]

구분	FKPDZ	4_5th	목표[病根]	FDPK'	목표
Pul.	Ⅴ Ⅰ Ⅲ"Ⅸ Ⅶ	補水瀉金	補木	Ⅴ Ⅸ Ⅲ"Ⅱ	補木
Hep.	513'97	瀉水補金	瀉木	593'2	瀉木
Pan.	Ⅲ Ⅸ Ⅲ'Ⅶ Ⅴ	補金瀉土	補水	Ⅲ Ⅶ Ⅲ'Ⅹ	補水
Ren.	393'75	瀉金補土	瀉水	373'10	瀉水

서용원이 『대한침구학회지』에 보고한 「SLE환자에서 ITP진단으로 비장적출술 후 혈소판감소를 팔체질침으로 호전시킨 치험례」[5]를 보면 금양체질 환자에게 FKPDZ가 적용되었

---

3   전신성 홍반성 낭창 / Lupus
4   면역성 혈소판 감소증
5   『대한침구학회지』 제23권 제4호, 2006. 8.

다.

　권도원 선생은 서용원의 치험례를 본 후 ⅤⅨⅢ"Ⅱ(FDPK')를 추천했다고 한다. 이 처방은 Lupus 환자의 혈소판감소증에 집중한 처방이라고 생각한다. 여기에 적용된 FDPset는 DFPset의 변형이다. 서용원은 이 환자의 혈압 조건에 대하여는 기술하지 않았는데, 아마도 해당 환자의 조건에 고혈압이 없을 것이다.

7

수리
數理

8체질의학에서 체질침의 구조나 운용법의 바탕이 되는 수학적인 원리를 수리라고 한다. 8체질의학의 수리와 계산법이 수학의 미분적분학처럼 복잡한 구조와 형식으로 이루어져 있다고, 누군가 주장하고 있다는 소문을 들었다. 그렇다면 애당초 나는 미분적분학이 너무 어려워 수학을 가까이 하지 못했던 사람이니, 이쯤에서 8체질의학에 대한 탐구를 중단하는 것이 건강에 도움이 될 것 같다.

그런데 또 다른 소문에 의하면 권도원 선생은 생각이 참 순수하고 단순하다고 한다. 나는 이 소문이 좀 더 믿음직스럽다. 그래서 체질침 원리를 탐구함에 있어 최대한 단순하게 접근해보기로 했다.

▣ 기준 5단방

'기준 5단방'은 3단으로 이루어진 set처방이 포함된 고단방인 5단방과는 다른 차원의 처방이다. 이 처방은 '기준 5단방 구성 원리'에 의해 도출되고 5단으로 이루어진 처방 전체가 마치 set처럼 기능하는 처방이다. 각 체질에 8가지 형식으로 총 64개 처방이 있다.

내가 알게 된 '기준 5단방 구성원리'에 따라 도출된 '기준 5단방'은 중환자 치료에 적용되는 처방이다. 권도원 선생은 이 처방을 '중환자 치료의 기본방'으로 정하고, 실제 임상에서 만나는 중환자들의 개별 조건에 따라 '기본처방에서 변화된 임상방'을 운용한다고 한다.[1]

'기준 5단방'을 도출하는 방법은 각 체질에서 중간장부를 제외한 나머지 여덟 장부(臟腑)를 각각 선두에 세우고, '기준 5단방 구성원리'에 따라 나머지 장부를 배열하면 된다.

그렇게 하면 여덟 장부가 각각 선두에 선 여덟 개의 처방이 나온다. 그리고 이 여덟 개의 처방은 8체질이 모두 동일한 형식으로 구성된다. 여덟 가지의 형식은 아래와 같다.

【표 1】 기준 5단방의 여덟 개 형식

장방(臟方)	부방(腑方)
KFPZD	K'BP'VD'
FKPDZ	BK'P'D'V
DZPFK	D'VP'BK'
ZDPKF	VD'P'K'B

---

1 권도원, 8체질 치료에 관하여 『민족의학신문』 제892호, 2013년 3월 7일
   권도원 선생의 이 글은 선생 자신이 13년 만에 공식 매체에 직접 기고한 글이다. 이 글의 직접적인 상대는 바로 '나'다.

애석하게도 나는 아직 이 처방의 운용법을 알지 못한다. 다만 '기준 5단방'이라고 명명한 이 처방이 기존의 5단방 운용 원리와는 다르게 환자에게 적용되며, 아마도 처방 전체가 하나의 set가 되는 의미를 갖고 있지는 않은지 짐작하고 있을 뿐이다.

▣ 기준 5단방 구성 원리

나는 2013년 1월 3일에 완성한 「체질침 처방의 구조와 구성 원리에 관한 궁리」에서 8체질의 「기준 5단방」 일람표를 제시하였다. 나란히 배열된, 정반대인 두 체질은 장부혈의 영수법(迎隨法)과 장부방(臟腑方)의 보사(補瀉)가 정반대이다.

【표 2】 8체질의 「기준 5단방」 일람표

Pul. / Hep.	
臟方	腑方
I V III"VII IX 153'79	II VI IV"VIII X 264'810
V I III"IX VII 513'97	VI II IV"X VIII 624'108
IX VII III"V I 973'51	X VIII IV"VI II 1084'62
VII IX III"I V 793'15	VIII X IV"II VI 8104'26

Pan. / Ren.	
臟方	腑方
IX III III'V VII 933'57	X IV IV'VI VIII 1044'68
III IX III'VII V 393'75	IV X IV'VIII VI 4104'86
VII V III'III IX 753'39	VIII VI IV'IV X 864'410
V VII III'IX III 573'93	VI VIII IV'X IV 684'104

Col. / Cho.	
臟方	腑方
Ⅶ Ⅲ Ⅲ'Ⅰ Ⅸ 733'19	Ⅷ Ⅳ Ⅳ'Ⅱ Ⅹ 844'210
Ⅲ Ⅶ Ⅲ'Ⅸ Ⅰ 373'91	Ⅳ Ⅷ Ⅳ'Ⅹ Ⅱ 484'102
Ⅸ Ⅰ Ⅲ'Ⅲ Ⅶ 913'37	Ⅹ Ⅱ Ⅳ'Ⅳ Ⅷ 1024'48
Ⅰ Ⅸ Ⅲ'Ⅶ Ⅲ 193'73	Ⅱ Ⅹ Ⅳ'Ⅷ Ⅳ 2104'84

Gas. / Ves.	
臟方	腑方
Ⅴ Ⅰ Ⅲ"Ⅸ Ⅶ 513'97	Ⅵ Ⅱ Ⅳ"Ⅹ Ⅷ 624'108
Ⅰ Ⅴ Ⅲ"Ⅶ Ⅸ 153'79	Ⅱ Ⅵ Ⅳ"Ⅷ Ⅹ 264'810
Ⅶ Ⅸ Ⅲ"Ⅰ Ⅴ 793'15	Ⅷ Ⅹ Ⅳ"Ⅱ Ⅵ 8104'26
Ⅸ Ⅶ Ⅲ"Ⅴ Ⅰ 973'51	Ⅹ Ⅷ Ⅳ"Ⅵ Ⅱ 1084'62

위 일람표에서 처방 하나를 빼서 보자. 토양체질의 기준 5단방에서 아래와 같은 처방이다.

【표 3】 토양체질(Pancreotonia)의 ⅢoⅨoⅢ'oⅦoVo

체질	Pan. (토양체질)			
처방	ⅢoⅨoⅢ'oⅦoVo² 393'75			
1단	2단	3단(神經方)	4단	5단
Ⅲ 心瀉方	Ⅸ 腎補方	Ⅲ' 心瀉方	Ⅶ 肺補方	Ⅴ 膵瀉方

---

2 작은 동그라미 표시(o)는 큰 점(點)인데, 해당 처방을 5회 반복해서 시술한다는 뜻이다.

5단방은 각 체질의 내장구조(內臟構造)에서, 가운데 서는 중간장기(中間臟器)를 제외한 강장기(強臟器)와 약장기(弱臟器)가 모두 동원되는 침 처방이다.

위 일람표에 나오는 32개의 처방은 모두 동일한 구성 원리에 의해 도출된 처방이다. 이것을 「기준 5단방」 처방 구성 원리라고 하였다.

「기준 5단방」 처방 구성 원리는 아래와 같다.

1) 5개의 처방은 모두 장방(臟方) 혹은 부방(腑方)으로 구성한다. 즉, 장방과 부방이 섞이지 않는다.

2) 선두(先頭)에 서는 처방에 의해 나머지 처방은 일정한 규칙에 따라 순차적(順次的)으로 구성된다.

3) 선두에 서는 처방은 환자 개인의 조건에 따라 현 상태의 원발(原發)이 되는 장부(臟腑)를 파악하여 선정한다.

그럼 [표 3]에 제시한 처방을 구성 원리에 따라 구성해 보자.

1) 선두에 서는 장부가 병(病)의 원발이다. 이 처방이 적용된 환자에게서는 심장(Ⅲ)이라는 뜻이다.

2) 토양체질에서 심사방의 구성은, [Ⅴ'5Ⅲ'5 c Ⅶ'7Ⅲ'7 p]³이다.

3) 여기에서 장부방의 숫자 5와 7을 취한다. 그리고 두 수(數)를 더하면[5+7] 12가 된다.

4) 숫자 12가 처방을 구성하는 기준 수가 된다.

5) 심방(心方)은 3(Ⅲ)이다. 다음 2단에 올 처방은 기준 수에 의해 3+□=12가 되어야 한다. 그러니 9이고, 9는 신방(腎方, Ⅸ)이다.

6) 3단에는 신경방이 온다. 토양체질은 자화(自火)가 강하니 심사방(心瀉方, Ⅲ'5c Ⅲ'9p)⁴이다.

7) 다음 4단에는 내장구조에서 신과 인접해 있는 폐방(肺方)이 온다. 폐(Ⅶ)는 7이다.

8) 기준 수를 만족시키는 다음 순서는[7+□=12] 5인 췌(膵, Ⅴ)이니, 마지막 장방은 췌

---

3 c : con puncture(迎法) / p : pro puncture(隨法)

4 신경방은 장부방과 달리 송혈(送穴)이 없이 수혈(受穴) 두 혈로만 구성된다.

사방(膵瀉方)이 된다.

9) 이렇게 선두로부터 후미까지 도출된 처방이 ⅢⅨⅢ'ⅦⅤ이다.

10) 393'75이므로 3+9=7+5=12로 되어 기준 수에 맞는다.

8체질의학에는 여당/야당 이론이 있다. 이 이론은 병리적인 해석의 필요에 의해 성립된 것이다. 아래 표는 8체질의 내장구조를 나타낸 표이다. 서로 반대되는 체질의 장부 강약서열(强弱序列)은 정반대이다.

【표 4】 8체질의 내장 구조

Pul. / Hep.	肝 Ⅰ	腎 Ⅸ	心 Ⅲ	膵 Ⅴ	肺 Ⅶ
	木 1	水 9	火 3	土 5	金 7
Pan. / Ren.	腎 Ⅸ	肺 Ⅶ	肝 Ⅰ	心 Ⅲ	膵 Ⅴ
	水 9	金 7	木 1	火 3	土 5
Col. / Cho.	大腸 Ⅷ	膀胱 Ⅹ	胃 Ⅵ	小腸 Ⅳ	膽 Ⅱ
	金 8	水 10	土 6	火 4	木 2
Gas. / Ves.	胃 Ⅵ	大腸 Ⅷ	小腸 Ⅳ	膽 Ⅱ	膀胱 Ⅹ
	土 6	金 8	火 4	木 2	水 10

가장 앞 쪽에 나온 장기가 각 체질의 병근(病根, disease-origin)이다. 병근을 포함하여 칸이 짙게 표현된 장기가 여당[다수 주도체]이고, 남은 두 장기가 야당[소수 비주도체]이다. 병근 장기를 제외하고 나머지 두 쌍의 장기 수(數)를 더해 보자. 9+3=5+7, 7+1=3+5, 10+6=4+2, 8+4=2+10, 모두 1자리의 수가 같다.

체질침 장부방(臟腑方)의 구조는 아래 [표 5]와 같이, 네 개의 장부혈이 송혈(送穴)과 수혈(受穴)의 두 쌍으로 이루어져 있다. 앞의 두 혈은 부분적인 한 세트(set)로서 뒤의 두 혈에 송혈의 의미로 작용한다.

【표 5】 체질침 장부방의 구조

```
송혈(送穴) > 수혈(受穴)      송혈(送穴) > 수혈(受穴)
           |  →  |
```

송혈은 자기 장기의 영향력을 나머지 네 장기에 보내는 작용을 하고, 수혈은 자기 혈 번호와 동일한 장기 번호를 가진 장기로부터 그 영향력을 받아, 자신이 속한 자기 장기에 그 영향력을 받아주는 역할을 한다.

각 체질의 내장구조에서 중간장기를 기준으로 전후에 서는 각각의 네 장부를 조절하는 장부방의 수리의 합은 양쪽이 동일하다. 목양체질로 예를 들면 아래와 같다.

【표 6】 목양체질(Hepatonia)의 장부방 수리(數理)

장부배열	제1강장기	제2강장기	중간장기	제2약장기	제1약장기
장(臟)	I	IX	III	V	VII
臟方	VII'7 I'7 IX'9 I'9	V'5 IX'5 I'1 IX'1		VII'7 V'7 IX'9 V'9	V'5 VII'5 I'1 VII'1
수리	7+9 = 16	5+1 = 6		7+9 = 16	5+1 = 6
부(腑)	II	X	IV	VI	VIII
腑方	VIII'8 II'8 X'10 II'10	VI'6 X'6 II'2 X'2		VIII'8 VI'8 X'10 VI'10	VI'6 VIII'6 II'2 VIII'2
수리	8+10 = 18	6+2 = 8		8+10 = 18	6+2 = 8

8체질의학에서는 체질침의 「2차 논문」 이후로 장부의 음양(陰陽)과 숫자 부호의 음양을 전통적인 동양학이나 한의학에서 채용했던 방식에서 뒤집었다. 즉 장(臟)은 양(陽)으로, 부(腑)는 음(陰)으로 보고, 장에 홀수를 부에 짝수를 배정하였다. 또한 오장(五臟)의 명칭에서도 토에 해당하는 항목에 있던 비(脾, spleen)를 췌(膵, pancreas)로 바꾸었다. 음과 양을 보는 관점도 달라서, 8체질론에서는 음양이 아니라 양음론(陽陰論)이라고 하는 게 적합하다. 이때 양과 음은 절대로 동등한 개념이 아니다. 음이란 양(陽)의 감소(減少)나 없음이지, 음 자체의 독자적인 의미는 없다.

이것은 8체질론에서 생명을 보는 인식이 독특하기 때문이다. 생명이란 불[火]이다. 불은 빛[光], 뜨거움[熱], 힘[力]의 세 요소가 합쳐진 것으로, 불 자체로서는 사람의 눈에 직접적으로 보이지 않는다. 다만 위의 세 가지 요소로서 불[生命]의 존재를 느끼고 알 수 있을 뿐이다.

■ K'BP'VD' 형식의 처방을 통해 보는
기준 5단방 운용의 가능성

이 처방은 기준 5단방의 형식에 들어 있는 처방이다. 이것을 기존의 고단방 목표 설정 방식으로 해석하면, 해당 처방은 다양한 목표 설정이 가능하다. 아래 표를 보자.

【표 7】K'BP'VD'의 목표 설정 방법

체질	K'BP'VD'	4_5th	목표			1强	2强	1弱	2弱
			1	2	3				
Pul.	264'810	瀉金補水	補水	瀉金	補木	金	土	木	水
	Ⅱ Ⅵ Ⅳ"Ⅷ Ⅹ		당뇨 신부전	천식 갑상선	녹내장				
Pan.	1044'68	瀉土補金	補水	補金	瀉土	土	火	水	金
	Ⅹ Ⅳ Ⅳ'Ⅵ Ⅷ		당뇨 신부전	피부알러지	위암				
Col.	844'210	補木瀉水	補木	瀉水	瀉金	金	水	木	火
	Ⅷ Ⅳ Ⅳ'Ⅱ Ⅹ		녹내장	강직성척추염					
Gas.	624'108	補水瀉金	補水	瀉金	補木	土	金	水	木
	Ⅵ Ⅱ Ⅳ'Ⅹ Ⅷ								

위의 표와 같이 해당 체질에서 다양한 목표 설정이 가능하다. 이 처방은 5단방 전체가 set로서 해당 체질에 적용될 수 있을 것이다. 이것이 '기준 5단방'의 운용 방식에 대한 작은 실마리는 되리라고 생각한다.

8

혈압
血壓

8체질의학의 역사 속에서 혈압에 대한 인식은 다양한 내용으로 변화하고 수정되어 왔다. 혈압 처방 역시 다양한 형식의 시도와 개념 변화를 통하여 정립되었다. 또 체질에 대한 특징 설명에서도 세 체질에 건강한 상태의 고혈압과 저혈압 조건에 대한 언급이 있다.

이렇게 혈압 조건에 대한 집중적인 관심과 탐구는, 체질침의 운용에 있어서 혈압 조건이 중요한 인자로 작용한다는 명백한 증거일 것이다.

▣ 체질침의 혈압 처방에 관한 궁리

　체질침의 역사 속에서 권도원 선생은 꾸준하게 혈압의 생리와 병리에 대해 연구하여 왔다. 권도원 선생은 1964년, 『의림』 제45호에 기고한 [체질과 침]에서, 고혈압을 본태성고혈압과 신성고혈압으로 나누고 각 체질별로 고혈압을 유발하는 개별적인 인자를 구분하였다. [1]

　권도원 선생으로부터 경희대 대학원에서 지도를 받은 이기태(李基太)는, 1970년에 제출한 석사학위 논문[2]에서 본태성 고혈압은 Jupita I[3]뿐이라고 결론을 지은 바 있다. [체질과 침]에서는 각 체질별로 고혈압이 발생하는 기전의 차이를 주장하였다. 이와 같은 병리 개념 위에서 1970년에 이기태가 Jupita I에 주목하여, 본태성 고혈압이 Jupita I에서만 발생한다고 주장한 것이다. 이것은 아주 획기적인 일이었다.

　8체질의학의 원리가 변천하여 온 과정에서도, 이기태가 도출한 결론은 중요한 인식의 전환이라고 평가할 수 있다. 그런데 어떤 이유인지 권도원 선생은 제자가 내린 훌륭한 결론을 선뜻 수용하지 않았다.[4] 이기태의 논문은 권도원 선생의 대원한의원에 내원하는 환자들을 표본으로 한 것이었는데 말이다.

1

본태성고혈압	肝虛 〉 膵熱 〉 心虛熱	Pul.	膵 2强 장기
	肝熱 〉 心熱	Hep.	腎 2强 장기
	大腸無力 〉 膽熱 〉 小腸熱[心熱]	Cho.	小腸 2强 장기
腎性고혈압	腎虛 〉 心熱	Pan.	心 2强 장기
	腎熱 〉 肺熱	Ren.	肺 2强 장기

2　「본태성고혈압의 체질적 분포에 관한 조사 연구」 1970.
3　木象人 臟質로 나중에 목양체질(木陽體質)로 명칭이 개정되었다.
4　이기태는 오래 전에 도미(渡美)하였고, 한의업과는 전혀 관계가 없는 일에 종사하고 있다고 한다.

1974년『명대논문집』에 삽입한 8체질의 특징 설명에 토양체질은 저혈압이 '건강한 상태'라고 직접 언급하였으나, 목양체질의 부분에서는 '건강한 상태의 고혈압'을 언급하지 않았다. 한참 후에 생리적으로 저혈압과 고혈압이 특정한 체질에서는 건강 상태의 반영이라는 견해를 제시하였다. 목양체질에게 고혈압이 '문제가 없다'고 공식적으로 언급[5]된 것은 1990년대 중반부터이다.

그렇다면 권도원 선생이 혈압에 대해 지속적으로 관심을 갖고 연구한 배경은 무엇일까? 그것은 심혈관질환과 뇌졸중에 대한 대처의 필요 때문만은 아닐 거라고 생각한다.

이 단원에 나오는 혈압 처방은 2001년 9월 15일에, 제선한의원에서 권우준이 신기회 회원을 대상으로 소개한 것이다. 권우준은 다만 혈압 처방을 소개하였을 뿐, 혈압 처방이 지니고 있는 의미나 원리에 대하여는 부가적으로 설명하지 않았다. 이때 소개한 혈압 처방 자료는 1985년 혈압처방, 1988년 혈압처방, 1997년부터 2001년 이전까지의 광범위 처방, 그리고 강의가 이루어진 당시 2001년의 혈압처방이었다.

나는 권우준이 소개한 자료를 보고 처방의 구조를 분석하고 나름의 궁리를 해 보았다.

---

5 1. 도올서원 강연, 1994. 2. 19.
  2. 8체질을 압시다, 『빛과 소금』 113호, 1994년 8월호

■ 1985년 혈압 처방의 해석

	Pul. / Pan.	Col. / Gas.	Hep. / Ren.	Cho. / Ves.
고혈압 2 7	臟質 2病型	腑質 1病型	臟質 1病型	腑質 2病型
	FD'PK' 4442 VqXqⅢ"qⅡ, ⅢqⅧq Ⅲ'qⅩ,	FD'P'K' 4442 ⅢqXqⅣ'qⅧ, IqⅧq Ⅳ"qⅥ,	DBPV 4442 ⅨqⅥqⅢ"qⅧ, ⅦqⅣqⅢ'qⅥ,	DBP'V 4442 ⅨqⅣqⅣ'qⅡ, ⅦqⅡqⅣ"qⅩ,
저혈압	Pul. Hep.	Col. Cho.	Pan. Ren.	Gas. Ves.
	KZP 442 IqⅦqⅢ",	KVP' 442 ⅦqⅡqⅣ',	KVP 442 ⅨqⅥqⅢ',	KVP' 442 VqXqⅣ",

1. 고혈압 처방의 구성과 의미

구분	set	set 구성	고혈압 2 처방	4th formula	목표
Pul.	FD'P	ⅤⅩⅢ" 5103'	ⅤⅩⅢ"Ⅱ 5103'2 FD'PK'	補木	補木
Hep.	DBP	ⅨⅥⅢ" 963'	ⅨⅥⅢ"Ⅷ 963'8 DBPV	補金	瀉木
Pan.	FD'P	ⅢⅧⅢ' 383'	ⅢⅧⅢ'Ⅹ 383'10 FD'PK'	補水	補水
Ren.	DBP	ⅦⅣⅢ' 743'	ⅦⅣⅢ'Ⅵ 743'6 DBPV	補土	瀉水
Col.	FD'P'	ⅢⅩⅣ' 3104'	ⅢⅩⅣ'Ⅷ 3104'8 FD'P'K'	瀉金	瀉金

---

6 이 단원에서는 표 번호를 생략한다.

7 2차성 고혈압에 더 유용함.

Cho.	DBP'	ⅨⅣⅣ' 944'	ⅨⅣⅣ'Ⅱ 944'2 DBP'Ⅴ	瀉木	補金
Gas.	FD'P'	ⅠⅧⅣ" 184'	ⅠⅧⅣ"Ⅵ 184'6 FD'P'K'	瀉土	瀉土
Ves.	DBP'	ⅦⅡⅣ" 724'	ⅦⅡⅣ"Ⅹ 724'10 DBP'Ⅴ	瀉水	補土

'고혈압 2' 처방은 2차성 고혈압에 유용하다. 각 처방에는 set 개념이 있다. 각 체질의 set 관계는 아래의 표에서 보이는 것처럼 장방(臟方)과 부방(腑方)을 바꾸고, 다시 1단과 2단을 바꾼 것이다.

1병형	Hep. / Ren.		Col. / Gas.
최강장기의 과강화	DBP ＞	D'FP' ＞	FD'P'
2병형	Cho. / Ves.		Pul. / Pan.
최약장기의 과약화	DBP' ＞	D'FP ＞	FD'P

양체질은 신경방으로 P를 음체질은 P'를 썼다. 양체질은 선두방이 사방(瀉方)이고 4단이 보방(補方)이며, 음체질은 선두방이 보방(補方)이고 4단이 사방(瀉方)이다. set의 구성은 병근(病根)을 조절한다. 그러므로 이미 set로서 소기의 목적을 성취한 셈이다. 양체질은 최종적인 원인인자에 대한 조치를 먼저[선두방] 하고, 음체질은 해당체질에서 부족한 요소에 대한 처치를 먼저 한다.

2. 체질침에서 혈압 처방의 역사

위와 같은 병리 개념을 발전시켜서 set처방으로 정착하는 과정이 혈압처방의 역사이다. 1970년의 이기태의 논문으로 본태성고혈압은 ⅠⅠ뿐이라고 결론을 지었다. 이것으로부터 2차적으로 천식[肺虛], 심비대[心熱], 당뇨가 파생된다고 파악하였다.

3. 저혈압 처방

Pul.	Ⅰ Ⅶ Ⅲ "173'	Col.	Ⅶ Ⅱ Ⅳ '724'	Pan.	Ⅸ Ⅵ Ⅲ '963'	Gas.	Ⅴ Ⅹ Ⅳ "5104'
	補木瀉金		瀉金補木		補水瀉土		瀉土補水
Hep.	Ⅰ Ⅶ Ⅲ "173'	Cho.	Ⅶ Ⅱ Ⅳ '724'	Ren.	Ⅸ Ⅵ Ⅲ '963'	Ves.	Ⅴ Ⅹ Ⅳ "5104'
	瀉木補金		補金瀉木		瀉水補土		補土瀉水

힘[力]을 주는[V力] 순환 목적으로 구성되었다. 단지 힘을 주는 것일 뿐, 처방 형식의 특별한 의미는 없다.

■ 1988년 혈압 처방의 해석

고혈압 1 [8]		고혈압 2		저혈압		
KFPD'		DFPK 5515		Pul. / Pan.	BVP'D 4444	
					VIqVIIIqIV"qIXq	
					IVqVIqIV'qVIIq	
Pul.	I V III"X			Hep. / Ren.	DVP'B 4444	
Col.	VII III III'X					
Pan.	IX III III'VIII	Hep. Pul.	IXoVoIII".Io		IXqVIIIqIV"qVIq	
Gas.	V I III"VIII	Pan. Ren.	VIIoIIIoIII'.IXo		VIIqVIqIV'qIVq	
DFPK'		KFPD 5515		Col. / Gas.	BVP'D' 4444	
					IVqIIqIV'qXq	
					IIqXqIV"qVIIIq	
Hep.	IX V III"II			Cho. / Ves.	D'VP'B 4444	
Cho.	IX III III'VIII					
Ren.	VII III III'X	Cho. Col.	VIIoIIIoIII'.IXo		XqIIqIV'qIVq	
Ves.	VII I III"VI	Gas. Ves.	VoIoIII".VIIo		VIIIqXqIV"qIIq	

---

8 數理 : 4444 : 중풍관련이 별로 없는 단순 고혈압
　　　　4424 : 중풍관련이 있는 고혈압

1. 고혈압 1

구분	약어	체질	처방	4th	목표
Pul. Col. Pan. Gas. 金/土	KFPD'	Pul.	153'10 ⅠⅤⅢ"Ⅹ	補水	補木
		Col.	733'10 ⅦⅢⅢ'Ⅹ	瀉水	瀉金
		Pan.	933'8 ⅨⅢⅢ'Ⅷ	補金	補水
		Gas.	513'8 ⅤⅠⅢ"Ⅷ	瀉金	瀉土
Hep. Cho. Ren. Ves. 木/水	DFPK'	Hep.	953'2 ⅨⅤⅢ"Ⅱ	瀉木	瀉木
		Cho.	933'8 ⅨⅢⅢ'Ⅷ	補金	補金
		Ren.	733'10 ⅦⅢⅢ'Ⅹ	瀉水	瀉水
		Ves.	713'6 ⅦⅠⅢ"Ⅵ	補土	補土

목표는 각 체질의 병근이다. set 개념[9]과 목표설정 개념이 들어 있다. 유동맥을 가진 네 체질(Hep./Cho./Ren./Ves.)이 어떤 일정한 그룹을 형성할 것이라는 가설을 세운 것 같다. set에는 장방(臟方)이 4단에는 부방(腑方)이 사용되었다.

---

9 KFPset / DFPset

2. 고혈압 2

구분	약어	체질	처방	4th	목표
양체질	DFPK 5515	Pul.	Ⅸ Ⅴ Ⅲ"Ⅰ	補木	補木
		Hep.	953'1	瀉木	瀉木
		Pan.	Ⅶ Ⅲ Ⅲ'Ⅸ	補水	補水
		Ren.	733'9	瀉水	瀉水
음체질	KFPD 5515	Col.	Ⅶ Ⅲ Ⅲ'Ⅸ	瀉水	瀉金
		Cho.	733'9	補水	補金
		Gas.	Ⅴ Ⅰ Ⅲ"Ⅶ	瀉金	瀉土
		Ves.	513'7	補金	補土

set와 4단이 모두 장방이다. 병근이 목표이다. set 개념[10]과 목표설정 개념이 들어 있다.

3. 고혈압 1/고혈압 2 처방의 구조 비교

체질	구분	약어	처방	4th	목표
Pul.	1	KFPD'	153'10 Ⅰ Ⅴ Ⅲ"Ⅹ	補水	補木
	2	DFPK	953'1 Ⅸ Ⅴ Ⅲ"Ⅰ	補木	
Hep.	1	DFPK'	953'2 Ⅸ Ⅴ Ⅲ"Ⅱ	瀉木	瀉木
	2	DFPK	953'1 Ⅸ Ⅴ Ⅲ"Ⅰ		
Pan.	1	KFPD'	933'8 Ⅸ Ⅲ Ⅲ'Ⅷ	補金	補水
	2	DFPK	733'9 Ⅶ Ⅲ Ⅲ'Ⅸ	補水	

---

10 KFPset / DFPset

Ren.	1	DFPK'	733'10 Ⅶ Ⅲ Ⅲ'Ⅹ	瀉水	瀉水
	2	DFPK	733'9 Ⅶ Ⅲ Ⅲ'Ⅸ		
Col.	1	KFPD'	733'10 Ⅷ Ⅲ Ⅲ'Ⅹ	瀉水	瀉金
	2	KFPD	733'9 Ⅷ Ⅲ Ⅲ'Ⅸ		
Cho.	1	DFPK'	933'8 Ⅸ Ⅲ Ⅲ'Ⅷ	補金	補金
	2	KFPD	733'9 Ⅶ Ⅲ Ⅲ'Ⅸ	補水	
Gas.	1	KFPD'	513'8 Ⅴ Ⅰ Ⅲ"Ⅷ	瀉金	瀉土
	2	KFPD	513'7 Ⅴ Ⅰ Ⅲ"Ⅶ		
Ves.	1	DFPK'	713'6 Ⅶ Ⅰ Ⅲ"Ⅵ	補土	補土
	2	KFPD	513'7 Ⅴ Ⅰ Ⅲ"Ⅶ	補金	

각 체질에서 1과 2 두 처방의 목표는 동일하고, 그 목표는 병근이다. 고혈압 1, 2의 형식이 같은 체질은 목양체질(Hep.), 수양체질(Ren.), 금음체질(Col.), 토음체질(Gas.)인데, 이 네 체질은 최강장기가 과강한 것이 병리인 1병형(病型)에 속하는 체질들이다.

4. 고혈압 처방의 의미

고혈압 1과 고혈압 2의 시도를 통해서 그룹의 구분은 양체질과 음체질로 구분하는 것이 더 의미 있다는 결론을 도출한 것 같다. 유동맥을 보이는 그룹[11]에 대한 미련 같은 것이 보인다.

---

11 목양체질, 목음체질, 수양체질, 수음체질

5. 저혈압 처방의 의미

구분	병근	체질	처방		4th	목표
陽體質	最弱	Pul.	BVP'D	684'9	補水	補木
		Pan.		464'7	補金	補水
	最强	Hep.	DVP'B	984'6	補土	瀉木
		Ren.		764'4	補火	瀉水
陰體質	最强	Col.	BVP'D'	424'10	瀉水	瀉金
		Gas.		2104'8	瀉金	瀉土
	最弱	Cho.	D'VP'B	1024'4	瀉火	補金
		Ves.		8104'2	瀉木	補土

set 개념이 있는데, 완전하지는 않다. 각 처방의 목표는 병근이다. 신경방은 P'을 썼다. 각 체질에 응용된 처방의 형식을 서로 비교해 보면 아래 표와 같다.

Hep. / Ren.	Col. / Gas.	1병형
DVP'B	BVP'D'	
Cho. / Ves.	Pul. / Pan.	2병형
D'VP'B	BVP'D	

6. set의 변화

고혈압 처방의 set는 이렇게 변하고,

DBP 〉 D'FP' (FD'P') 〉 DFP 〉 KFP

저혈압 처방의 set는 이렇게 변하고 있다.

KZP 〉 KVP 〉 KVP' 〉 BVP' (FZP) 〉 DVP' 〉 D'VP'

■ 광범위 처방의 해석¹²

체질	고혈압 1.2 ¹³ D(D')FPZ	저혈압¹⁴ D(D')VP'B
Pul. / Hep.	IXoVoⅢ"oⅦo (X)	IXqⅧqⅣ"qⅥq (X)
Col. / Cho.	IXoⅢoⅢ'oIo (X)	IXqⅡqⅣ'qⅣq (X)
Pan. / Ren.	ⅦoⅢoⅢ'oVo (Ⅷ)	ⅦqⅥqⅣ'qⅣq (Ⅷ)
Gas. / Ves.	ⅦoIoⅢ"oIXo (Ⅷ)	ⅦqXqⅣ"qⅡq (Ⅷ)

1. 고혈압 1. 2.

체질	D(D')FPZ		4th	목표
Pul. / Hep.	IXoVoⅢ"oⅦo (X)	Pul.	瀉金	補木
		Hep.	補金	瀉木
Col. / Cho.	IXoⅢoⅢ'oIo (X)	Col.	補木	瀉金
		Cho.	瀉木	補金
Pan. / Ren.	ⅦoⅢoⅢ'oVo (Ⅷ)	Pan.	瀉土	補水
		Ren.	補土	瀉水
Gas. / Ves.	ⅦoIoⅢ"oIXo (Ⅷ)	Gas.	補水	瀉土
		Ves.	瀉水	補土

---

12 1997년부터 2001년 이전까지 사용된 처방이다.
　　1994년, '체질침 처방 확정' 이후이다.
13 5555-고혈압 5515-뇌출혈 D=신체마비 D'=언어장애
14 4444-저혈압 4424-뇌경색 D=신체마비 D'=언어장애

이 처방들의 목표도 병근이다. set 개념을 단일화했다.[15] 고혈압은 F, 저혈압은 V라는 인식을 계속 유지하고 있다.

2. 저혈압

체질	D(D')VP'B		4th	목표
Pul. / Hep.	IXqⅧqⅣ"qⅥq (X)	Pul.	瀉土	病根
		Hep.	補土	
Col. / Cho.	IXqⅡqⅣ'qⅣq (X)	Col.	補火	
		Cho.	瀉火	
Pan. / Ren.	ⅦqⅥqⅣ'qⅣq (Ⅷ)	Pan.	瀉火	
		Ren.	補火	
Gas. / Ves.	ⅦqXqⅣ"qⅡq (Ⅷ)	Gas.	補木	
		Ves.	瀉木	

이 처방들의 목표도 결국은 병근이다. set 개념을 단일화했다.[16] 고혈압과 뇌출혈, 저혈압과 뇌경색이 동일한 처방인데, 수리를 달리하여 운용하였다. 고혈압과 뇌출혈, 저혈압과 뇌경색의 계통성을 언급하였다.

---

15 DFP / D'FP

16 DVP' / D'VP'

■ 혈압(血壓) & 뇌졸중(腦卒中:中風) 관련 체질침 처방[17]

구분	고혈압	뇌출혈	저혈압	뇌경색
陽체질(Hep.) Hep. Pul. Pan. Ren.	IoVoⅢ". KFP 551	IoVoⅢ". Xo KFPD' 5515	VoⅦoⅢ". FZP 551	VoⅦoⅢ". Io FZPK' 5515
陰체질(Cho.) Cho. Col. Gas. Ves.	ⅦoⅨoⅢ'. KDP 551	ⅦoⅨoⅢ'. Ⅳo KDPB 5515	ⅨoIoⅢ'. DZP 551	ⅨoIoⅢ'.Ⅷo DZPK' 5515

1. 고혈압 & 뇌출혈

구분	고혈압 처방		의미	뇌출혈 처방	4th	목표
양체질	KFP	F		KFPD'		
Pul.	153' ⅠⅤⅢ"	2强	補木瀉土	153'10 ⅠⅤⅢ"Ⅹ	補水	補木
Hep.		2弱	瀉木補土		瀉水	瀉木
Pan.	933' ⅨⅢⅢ'	2强	補水瀉火	933'8 ⅨⅢⅢ'Ⅷ	補金	補水
Ren.		2弱	瀉水補火		瀉金	瀉水
음체질	KDP	D		KDPB		病根
Col.	793' ⅦⅨⅢ'	2强	瀉金瀉水	793'4 ⅦⅨⅢ'Ⅳ	補火	瀉金
Cho.		2弱	補金補水		瀉火	補金
Gas.	573' ⅤⅦⅢ"	2强	瀉土瀉金	573'2 ⅤⅦⅢ"Ⅱ	補木	瀉土
Ves.		2弱	補土補金		瀉木	補土

---

17 2001년 9월 15일, 제선한의원, 新紀會 회원 대상, 권우준 강의

그동안의 경험으로부터 혈압 질환에서는 2강(强)과 2약(弱)이 key라는 인식을 유지한다. 양체질과 음체질의 처방을 다시 구분하였다. 양체질은 FP형식을 유지하고, 음체질은 KDP형식을 제시하였다. 각 처방의 목표는 병근이다.

2. 저혈압 & 뇌경색

구분 양체질	저혈압 처방 FZP	F	의미	뇌경색 처방 FZPK' 5515	4th	목표
Pul.	573' Ⅴ Ⅶ Ⅲ"	2强	瀉土瀉金	573'2 Ⅴ Ⅶ Ⅲ" Ⅱ	補木	
Hep.		2弱	補土補金		瀉木	
Pan.	353' Ⅲ Ⅴ Ⅲ'	2强	瀉火瀉土	353'10 Ⅲ Ⅴ Ⅲ' Ⅹ	補水	
Ren.		2弱	補火補土		瀉水	
음체질	DZP	D		DZPK' 5515		病根
Col.	913' Ⅸ Ⅰ Ⅲ'	2强	瀉水補木	913'8 Ⅸ Ⅰ Ⅲ' Ⅷ	瀉金	
Cho.		2弱	補水瀉木		補金	
Gas.	793' Ⅶ Ⅸ Ⅲ"	2强	瀉金補水	793'6 Ⅶ Ⅸ Ⅲ" Ⅵ	瀉土	
Ves.		2弱	補金瀉水		補土	

양체질과 음체질로 구분한 set 개념을 정립하였다. 각 처방의 목표는 병근이다. 저혈압에서 계속 유지되어 온 V형식을 포기하였다. VP'[腑方]를 ZP[臟方]으로 바꾸었다.[18] 혈압질환은 어떤 특정 장기에 문제가 치우친 것이 아니라 전신적인 문제라고 인식하였다.

---

18 BVP' 〉 FZP   D'VP' 〉 DZP

9

고집
固執

8체질 각각에 대한 특징과 정의를 이제는 전면적으로 재검토하고 수정해야할 필요가 있다. 특히 토음체질의 개념에 대한 개정과 보충이 시급하다. 그러려면 먼저 "토음체질은 희소하다."는 해묵은 고집부터 깨뜨려야만 한다. 우리가 진정 7체질의학을 하려는 게 아니라면 말이다.

▣ '토음체질은 희소(稀少)하다'의 진실

토음체질은 희소하다고 한다. 왜 그럴까? 사상의학의 개조(開祖) 동무 이제마에 의해 '태양인(太陽人)이 희소하다.'고 규정된 것처럼, 8체질의학의 창시자(創始者) 동호 권도원 선생에 의해 '토음체질은 희소하다.'고 규정되었기 때문이다.

권도원 선생이 당호(堂號)를 하사했던 세선(世宣)한의원의 이상길은 지난 세기말(世紀末)에 '토음체질 캐내기'란 매우 의욕적인 글을 시리즈로 발표[1]했었다. 선구적이고 용기 있는 이 행동으로 인해, 그는 새 천년[2]을, 그를 아꼈던 사람들과 함께하지 못했다.

만일 토음체질이 권도원 선생이 규정한 것과 달리 희소하지 않다면, 이는 마치 8체질론을 만든 권도원 선생이 우리에게 8체질의학을 하지 말고 7체질만을 보라고 도리어 조장(助長)하는 꼴이다.

그렇다면 토음체질이 희소하다고 규정된 과정을 거꾸로 추적해 보자.

토음체질에게 있어 가장 중요한 특징은 페니실린에 대한 과민성(過敏性)이다. 페니실린에 대한 부작용(副作用) 사례를 권도원 선생이 직접 목격을 했고, 그를 토음체질로 감별하고 구해냈던 경험이 있다. 그래서 페니실린이 세계보건기구에 의해 사용 중지되기 전까지, 페니실린에 대한 과민성을 나타냈던 사례보고 통계를 확인했던 것이다. 그 비율을 참고로 권도원 선생은 아래 [표 1]과 같은 발언들을 해 왔다.

그런데 언급된 비율의 텀이 너무 크다. 10만이면 10만이고 20만이면 20만이지, 수만에서 몇 십만까지라면 대체 어느 정도란 말인가? 체질맥진을 제대로 하려면 경험해 보아

---

1   토음체질 캐내기, 한의사통신망 동의학당, 1999년 3월.
    이후에 11월에는 토음체질 치험례를 발표하였다.
2   신기회(新紀會)는 새 천년(New Millenium)을 준비하는 모임이라는 뜻이다.
    2000년 1월 15일 오후 8시에 상신한의원 모임에서 정식으로 발족하였다.

야 할 체질맥진의 건수가 수만 번에서 10만 번으로, 근래에는 20만 번까지 올라갔다. 무슨 토음체질 분포가 상승과 하강 그래프라도 된다는 말인가? 애초에 페니실린에 과민성을 가진 비율의 통계가 애매했던 모양이다.

【표 1】토음체질에 관한 권도원 선생의 발언

제 목	날 짜	내 용
도올서원 강연	1994. 2. 19.	토음체질은 아주 귀해요. 내가 임상을 해보면서 1년에 한 사람을 만날까 말까 할 정도. 10만 명 중의 한 사람이나 혹은 20만 명 중의 한 사람이 중독을 받는다.
8체질을 압시다	1994. 8.	몇 10만 중에 하나가 있는
체질을 알려주는 병들	1995. 7.	수만 인 중 1인 이하의 분포
상지대 강연	1999. 6. 10.	20만 중에 하나가 있는
송암관 강연	1999. 10. 28.	몇 만 중에 하나 나올까 말까 하는 지극히 드문 체질
한동대 강연	1999. 11. 13.	십만 중에 하나

그냥 간단하게 생각을 해보자. 모든 목양체질들이 병원에 입원하여 포도당주사를 맞으면 모두 중독이 발생하는가? 그런가? 만일 그렇다면 포도당 주사는 벌써 병원의 입원실에서 사라졌을 것이다. 이와 같이 모든 토음체질이 페니실린의 과민성을 즉각적으로 나타내는 것은 아닐 것이므로, 페니실린에 부작용을 나타내는 비율을 토음체질의 인구 구성비로 곧바로 연결하는 것은 무리라고 나는 생각한다.

또 하나, 한동대 강연[3]과 연세대 새천년관 강연[4]에서 페니실린 부작용을 언급하면서 2

---

3 1999년 11월 13일
　"~여러분 페니실린이라고 하는 약을 다 아시죠? 페니실린이 처음에 나왔을 때 그건 온 세상의 보물이었습니다. 많은 사람들이 세균성으로 모두 죽고 그렇게 하는데 그 약이 나와 가지고서는 척척 듣는다 말이죠. 제일 처음 쓴 사람이 영국 처칠 경이었어요. 이 사람이 내내 고쳐지지 않던 폐렴이 탁 나아버리니까 이게 막 전 세계적으로 파급이 되면서 많은 사람들이 이제는 난치병들이 다 해결이 되었다 이렇게 생각을 했던 거죠.~"

4 2002년 5월 16일
　"~여러분 페니실린이 얼마나 좋은 약입니까? 페니실린이 나왔을 때 모든 세균성 질환에서 이제는 다 구제를 받겠다고 기뻐했습니다. 제일 첫 회에 그걸 쓴 사람이 영국 처칠경입니다. 그래서 폐렴이 그걸로 즉발로 나아 가지고 세계가 아주 반가워했습니다.~"

차 세계대전 때 영국 수상이었던 처칠 경을 거론했는데, 이것이 참 여기 올리기가 쑥스러운 얘기이다. 페니실린 얘기에 처칠이 등장한 것은 페니실린을 만든 플레밍과 처칠의 우정에 관한 이야기 때문이다. 하지만 이 이야기는 실화가 아니라 소설[5]이다. 즉 꾸며낸 얘기, 거짓이라는 말이다.

그렇다면 이런 부정확한 정보를 사실인 양 공개 석상에서 발표하고 있는 권도원 선생의 태도로 볼 때, 토음체질과 페니실린의 관계에 관한 그의 주장을 과연 얼마나 믿어줘야 한다는 말인가?

이번에는 권도원 선생의 집으로 직접 찾아가 보자. 권도원 선생의 가계(家系)를 보면 자녀 중에 토음체질이 있고, 금양체질인 둘째 아들 권우준은 토음체질 부인과 만나 토음체질 딸을 하나 두었다. 3대(代)를 내려오면서 토음체질이 세 명 생긴 것이다. 권우준의 장인은 금음체질이므로 장모는 토양체질이거나 토음체질일 것이다.

【표 2】 권도원 선생 가계(家系)의 토음체질

家系	권도원 선생 Pul.		婦人 Pan.		
子女	장남	장녀	차녀 Gas.	차남 Pul. 권우준	婦人 Gas.
孫				딸 Gas.	?

권도원 선생의 가계로부터 토음체질이 생산(生産)되는 경우의 수(數)가 세 가지가 나왔다.

1. Pul. + Pan.
2. Pul. + Gas.
3. Col. + Pan.(or Gas.)

권도원 선생은 일본 사람들은 Col. / Pul. / Pan.이 많다고 하였다.[6] 그렇다면 위의 1번

---

5 1994년 12월 코로넷誌, pp. 17~18.
   글래드스톤 킨리 作 「닥터 라이프 세이버」라는 소설
6 "체질을 알면 天命을 안다" 『월간조선』 2011년 5월호

과 3번의 조건에 맞는 쌍(雙)들이 많을 것이고, 자연스럽게 Gas.도 많이 태어났을 것이다. 일본의 식생할 습관도 Gas.에게 그리 불리하지 않으므로 많이 생존했을 것이다. 그렇다면 결과적으로 일본에는 많은 Gas.가 생존해 있을 가능성이 높고, Gas. 부모 아래에서는 Gas.가 태어날 확률이 더 높아질 것이므로, 인구 대비로 일본에서 Gas.의 분포는 그렇게 희소하지 않을 것이다. 오히려 다른 어떤 체질보다는 분포 비율이 더 높을 가능성도 많다. 일본 만을 놓고 본다면 '토음체질은 희소하다.'는 명제는 맞지 않는 것이다. 또한 이제는 페니실린이 거의 사용되지 않으므로 토음체질이 병원에 다녀온 후 돌연사(突然死)할 가능성도 없지 않은가?

한국 사람들도 따지고 보면 Gas.가 많이 분포할 여건을 가지고 있다. 한국에서는 목양체질과 토양체질이 많다. 만약 목양체질과 토양체질이 만난 가정에서 자녀가 많이 태어난다면 토음체질이 생산될 가능성은 있다. 그렇게 생산된 토음체질은 또 토음체질을 생산할 것이다. 그리하여 토음체질은 불임(不姙)에 빠지지 않는 한, 성경(聖經)의 마태복음서 도입부처럼 계속 토음체질을 생산할 것이다.

임상(臨床)에서 우리는 얼마나 많은 금음체질과 금양체질을 만나고 있나 보자. 많지 않나? 그 많은 금체질들은 또 토양체질들과 결혼을 하고 또 토음체질을 생산할 것이다. 왜 토음체질이 희소해져야 한다는 말인가? 정기적으로 토음체질만 골라 죽이는 괴질(怪疾)이라도 유행한다는 말인가? 내가 위에서 근거로 든 8체질의 유전법칙을 누가 말했나? 권도원 선생 자신이 말했다.[7]

"토음체질은 희소하다."는 명제는 이제 폐기되어야 마땅하다. 토음체질은 특징이 별로 없다고 단정해서도 안 된다. '체질'이란 바로 개성(個性)이 아닌가? 음체질(陰體質)은 양체질(陽體質)에 비해 특징이 뚜렷하게 드러나지 않는 경향성은 있어도 토음체질에게는 토음체질만의 개성이 분명히 있다고 생각한다. 토음체질로 감별한 케이스가 부족해서 자료가 많이 쌓이지 못했을 뿐이다.

토음체질의 음식 특성이 금양체질과 토양체질의 중간이라면 성격이나 특징도 그럴 거라고 확장하여 해석 가능하다. 기본적인 성향은 금양체질과 비슷하면서 토양체질에 가까운 측면이 있을 것이다.

---

7 『빛과 소금』131호 1996. 2.
　"8체질은 반드시 그 부모의 유전이다."

▣ 토음체질 감별

1. 다른 체질 중에서 찾기

임상에서 초진으로 토음체질을 감별하는 일은 쉽지 않다. 올해(2010년) 내가 만난 네명의 토음체질 가운데 세 명이 내게 오기 전에 금음체질로 감별 받았었고, 나머지 한 명은 금양체질로 감별 받은 경우였다. 케이스가 많지는 않지만 나의 경험에 비추어 본다면 토음체질은 금음체질 속에 숨어 있을 가능성이 제일 많다고 생각한다. 특히 금음체질로 장기간 치료 받으면서 좋고 나쁨을 반복하고 있는 환자는 반드시 검증해 보아야 한다고 주장하고 싶다. 그래서 금음체질에 대한 설명을 1번에 놓았다. 내가 직접 경험하지 않은 사항들은 다른 보고자들의 사례를 통해 추리하여 기술한 것이다.

【표 3】 토음체질과의 감별이 애매한 경우

Pul.	혈자리가 유사하고 음식반응도 유사하며 외모나 성향이 비슷할 수 있다.
Col.	배에 가스가 잘 차고 소화불량 같은 증상이 서로 비슷하고, 맥이 유사하다.
Pan.	성향이 비슷하고 음식반응이 비슷하며 맥도 비슷하다.
Ves.	소화불량을 호소하는 양태가 비슷하고 체형도 비슷하고 성품도 비슷해 보인다. 맥의 힘도 비슷하다. [8]
Hep.	혈자리가 유사하다. 단기간의 침 치료에는 호전반응을 보일 수 있다.

---

[8] 迎隨를 거꾸로 해도 효과가 날 수 있으니까 침 치료 효과만으로 수음체질이라고 판별한 후 寬中湯을 투여했는데, 심각한 부작용이 나서 토음체질을 발견하는 수가 있다. −이상길−

1) 금음체질 중에서 찾기

초진이 아니라 기존에 금음체질로 보던 환자 중에서 토음체질이 의심된다면 우수(右手)의 맥진을 먼저 한다. 우수에서 2지맥을 느끼는 데 주력하는 것이다. 토음체질의 우수 2지맥은 아주 낮은 부위에 있고 약하다. 우수 2지맥이 확실히 나타난다면 우수의 맥진만으로 수양체질, 수음체질, 금음체질은 확실하게 제외되었는데, 이 방법은 평소 금음체질로 치료하던 환자 중에서 토음체질을 가려내려는 목적이므로 일단 금음체질을 제외하는 1차 목적은 성취한 것이다.

이 환자가 토음체질이 확실하다면 이 환자는 좌수 3지맥이 있기 때문에 금음체질로 잘못 보고 있었던 것이다. 우수를 본 후에 좌수로 가서 1·2·3지의 균형에 최대한 집중하면서 깊이 누른 후에 3지를 먼저 느낀 다음, 그 상태에서 1지를 아주 미세하게 든다는 기분으로 1지맥을 느껴본다. 1지맥이 있다면 다시 반대 방법으로 3지를 미세하게 들어본다. 양쪽 끝의 시소가 아주 미세하게 교대로 움직이듯이 해보면 3지와 1지에 맥이 있음을 확인할 수 있다.

3지에 있던 맥이 힘 있게 1지로 치고 올라온다면 그건 토양체질이다.

2) 금양체질 중에서 찾기

맥이 아주 약한 금양체질은 오히려 좌수 3지맥이 토음체질의 경우보다 선명하지 않은 경우도 있다.[9] 이런 상태의 금양체질과 토음체질을 맥상 만으로 감별하는 것은 매우 어렵다. 그래서 이런 때는 돼지고기 수육[10]을 먹어보라고 권해보면 좋다. 토음체질을 금양체질로 보던 사람이라면 돼지고기 수육을 먹고 아주 좋다고 할 것이고, 금양체질이라면 불편함을 호소할 것이다.

3) 토양체질 중에서 찾기

토음체질을 토양체질로 잘못 보고 있는 경우라면, 아무래도 우수 2지맥의 강도가 토음체질이 토양체질에 비해 상대적으로 약하기 때문에 우수 2지맥을 찾는다 하더라도 깊은 곳에 있고 힘이 별로 없다는 것을 느끼게 된다.

---

[9] 아마도 보통은 건강상태가 아주 좋지 않은 경우일 것이다.
[10] 돼지고기를 삶을 때 비린내를 없애기 위해서 향신료나 다른 것을 넣기도 하는데, 감별을 위해 준비하는 경우에는 다른 첨가물을 넣지 않고 삶는 것이 좋다.

좌수로 오면 토양체질의 1지맥은 반드시 솟구쳐 오르는 느낌으로 마치 1지 밖[수지 말단 쪽으로]까지 뛰쳐나가려는 형국이 된다. 하지만 토음체질의 1지맥은 그저 힘이 없이 '툭' 엎어지는 듯한 느낌이므로 토양체질의 1지맥과는 구별할 수가 있다.

토양체질일 경우 3지에서는 심장으로부터 오는 맥동이 눌려진 세 손가락에서 3지 체간측에 당도하고 있는 것이므로 그 힘은 세다. 토음체질의 좌수 3지맥은 3지의 가운데로 힘없이 '톡' 솟아난다.

4) 목음체질/수음체질 중에서 찾기

맥진자가 세 손가락의 균형이 제대로 잡히지 않은 경우라면 토음체질 맥을 목음체질 맥으로 볼 가능성도 많고, 또한 수음체질로 볼 수도 있다. 목음체질로 보는 경우는 양 손의 2지/3지의 균형이 맞지 않는 경우이고, 수음체질로 보는 경우는 맥진에 익숙하지 않은 상태로 맥이 약한 느낌에 판단이 좌우된 것이다. 수음체질로 본 경우에는 침 치료만 한다면 상당 기간 효과가 나타나서 자신의 실수를 알아차리지 못한다.

맥진이 익숙하지 않아서 수음체질로 잘못 본 경우라면 돼지고기를 먹어보라고 하면 된다. 맥진할 때 손가락의 균형 문제로 목음체질로 보았다면 파인애플[포도, 바나나]을 먹어보라고 하면 되겠다.

5) 목양체질 중에서 찾기

토음체질을 목양체질로 보는 경우는 혈자리가 유사해서 자침을 통해 효과를 보일 수도 있으므로 자신이 잘못하고 있다는 인식을 못하는 경우이다.

일단 목양체질맥은 맥의 세기에서 토음체질의 맥과 비교가 안 되고, 맥이 나오는 위치나 깊이도 크게 다르다.

새우찜이나 게찜 같은 해산물을 먹어보게 하거나, 잎 야채로 쌈을 먹어보게 하거나, 날오이나 참외를 먹어보게 한다. 그런데 소화력이 왕성한 목양체질이라면 이런 것들을 잘 먹고 별다른 소화장애 증상을 나타내지 않을 가능성이 많다는 것도 미리 염두에 두어야만 한다.

6) 수양체질 중에서 찾기

토음체질을 금음체질로 보듯이 수양체질로도 볼 수 있다. 일단 좌수 3지맥 때문에 그렇다. 그리고 수양체질의 일견 깐깐하고 까칠한 면이 토음체질이 가진 면모와 비슷하다. 이런 경우는 감별자가 가진 각 체질에 대한 개념이 오히려 방해요소가 된 것이다. 토음체질은 비교적 솔직한 편으로 상대를 고려하지 않고 자신의 의견을 피력하는 편인데, 수양체질도 좀 익숙한 상대에게는 그런 태도를 보일 수가 있다.

이때는 금음체질 속에서 찾아낼 때와 같이 우수 2지맥을 먼저 발견함으로써 수양체질도 단번에 제외시킬 수 있다. 수양체질은 돼지고기를 별 탈 없이 잘 먹는 사람도 많으므로 돼지고기로 반응을 살피는 것은 큰 의미가 없다.

2. 토음체질의 맥상

요골동맥은 두 줄이 아니고 한 줄이므로, 1·2·3指로 함께 누르고 있으면서 가운데에 위치한 2지 부위에서는 아무 느낌도 없이 1지와 3지 부위에서 '동시'에 맥동을 느낀다는 것은 가능한 일이 아니다.

【표 4】 토음체질의 맥상

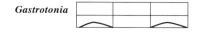

토음체질의 맥은 깊은 곳에 있다. 1·2·3지를 한 판으로 하여 충분히 누른 상태에서, 둥근 통나무를 가운에 두고 그 위에 널빤지를 얹은 것이 양쪽의 균형이 잘 잡힌 상태를 유지하고 있는 것을 먼저 상상해 보라. 그 널빤지가 1·2·3지로 이루어진 판이다.

이런 상태에서 양쪽 끝의 힘을 번갈아서 미세하게 빼 주듯이 하는 것이다. 보통은 3지쪽의 힘을 먼저 뺀다. 3지맥을 먼저 느낀 후에 마치 '물수제비가 떠지듯이' 1지 쪽으로 올라온다. 반대로 1지의 맥동을 느낀 후에 힘을 미세하게 조절하면 3지맥을 찾을 수 있다. 하지만 후자의 방법은 토양체질의 맥이 약한 경우에도 해당할 수 있으므로 앞선 방법을 추천한다.

3. 다른 감별 도구

1) 냄새와 색깔

이상길은 1999년 말을 전후한 시기에 한의사통신망을 통하여 토음체질에 대하여 집중적으로 문제제기를 한 바 있다. 그는 토음체질에 특유한 냄새가 있다고 하였고, 토음체질의 Best Color인 노란색을 토음체질들이 특히 선호하고 스스로 어울린다고 표현한다면서 '노란색'이 토음체질을 감별하는 중요한 지표 중의 하나라고 주장하였다.

이것은 이상길의 지극히 주관적인 견해라고 나는 판단한다. 그에게는 그의 방식이 적절할 수 있다. 하지만 그가 역하게 느낀 냄새가 동일하게 내게도 적용되리라는 보장은 없다. 노란색에 대한 선호도도 환자들이 가진 주관일 뿐이다. '설문지에 노란색이 어울린다고 표시하였으므로 토음체질로 본다.'는 태도는 중도를 벗어난 것이라고 판단한다.

2) 매운 것

권우준의 언급 중에 "매운 것을 먹고 토양체질은 살 수 있어도 토음체질은 못산다."는 대목이 있는데, 이것은 아주 중요한 포인트이다. 토음체질이 의심되는 환자에게는 반드시 매운 것에 대한 반응을 체크해야 한다. 그리고 만성적인 소화불량을 가지고 있는 경우가 많은데, 이것은 적절하지 못한 약물의 복용이나 음식의 섭취 때문이다.

4. 중도(中道)의 유지

아무래도 어떤 개념이나 국면에 집중하고 있으면 그런 쪽으로 판단이 쏠리는 경향이 있다. 토음체질에 집중하면 토음체질이 실상보다 많아 보이는 것이다. 자신이 토양체질이거나 금음체질이라면 '혹시 나도 토음체질인 것은 아닌가?' 의심하게 되는 것이다. 위에서 말한 '노란색'도 그렇다. 노란색에 체크된 설문을 보는 순간 '아! 또 토음체질이로군!' 이렇게 될 가능성이 많다.

나도 근래에 토음체질에 집중하면서 여러 번 판단을 잘못하여 실수를 스스로 교정하는 과정을 되풀이했다. 누구든지 이런 과정을 거치며 전진하는 것이 아닌가? 언제 어느 상황을 만나든지 항상 중도를 유지할 수 있기를 갈망하면서.

▣ 토음체질 과민성방광증상 사례

김OO님은 현재 공익근무 중인 25세의 남성이다.

2013년 2월 23일에 내원하였는데, 과민성 방광 증상을 호소하였다. 소변이 늘 불안해서 일상생활에 불편을 겪고 있고, 밤에도 실례를 한다는 것이다. 배뇨 후에는 늘 잔뇨감이 있다. 25세의 청년이 이런 상황이니 보기에도 안색이 무척 어두웠고 21세 이후로는 우울증세도 있다고 했다. 고 3때 자퇴를 한 후에 검정고시를 거쳤고, 대학에서는 기계공학 전공이라고 했다.

초진에서는 이 청년이 가진 '내성적'인 경향에 집중했다. 하지만 결과적으로 이것은 섣부른 판단이었다. 초진에서는 수양체질(Ren.)로 보고, 일단 좀 안정시켜줄 목적으로 자율신경치료[IXoV.+IXoⅢ'a.]를 하였다.

공익근무 중이라서 내원할 수 있는 날이 토요일뿐인데, 2주가 지나서 3월 9일에 왔다. 전립선을 목표로 치료[IXoVc.+IXoⅣc.]했다. 3월 16일, 세 번째 내원에서 부친을 먼저 진찰했는데 토양체질(Pan.)로 감별되었다. 모친의 체질로 보아서도 수양체질은 나올 수가 없으므로 맥진을 집중해서 오래 했다. 세 번째 온 주(週)에는 밤에 오줌을 두 번이나 쌌다는 것이다. 세 번째 만남에서 이 환자를 토음체질(Gas.)로 감별하고 보니 환자가 지닌 증상과 성품이 비로소 이해되기 시작했다. 세 번째는 방광에 힘을 주는 치료[VqIc.+VqXc.× 2]를 했다.

3월 23일에 왔을 때는 1주일간 밤에 실례를 하지 않았다고 했다. 밤에 불안한 느낌도 덜 했다는 것이다. 환자분의 구취(口臭)가 심해서 위(胃) 치료[VqIqⅢ".+VqⅡ.]를 했다. 그리고 체질을 확정하기 위해 소양인 형방도적산(荊防導赤散)을 6봉 주었다. 3월 30일에 왔을 때, 그 주에 치킨을 먹고 설사를 심하게 했다고 한다. 물론 3월 16일에 처음 토음체질로 감별했을 때 닭고기에 대한 주의를 일러주었었다. 위(胃)와 장(腸) 치료[VqIqⅢ".+VqⅡ c.]를 했다.

4월 6일에 부모님과 함께 내원하라고 하였는데, 설사와 소변이 좋아졌다고 하였다. 토음체질(Gas.) 섭생표를 주고, 앞 주와 동일한 치료[VqIqⅢ",+VqⅡc,]를 하였다. 그리고 소양인 형방도적산 20일분을 처방하였다.

4월 13일에는 위와 방광(膀胱)을 치료[VqIqⅢ",+VqXc,]하였다. 4월 20일에 내원하여 대변이 묽고 장명(腸鳴)이 있다고 하여 다시 위와 장을 치료[VqIqⅢ",+VqⅡc,]하였다. 5월 4일에 내원하여 밤에 허기가 지고 자꾸 과식하게 된다고 해서 위 치료[VqIqⅢ",+VqⅡ,]를 하였다. 약(藥)을 가미독활지황탕(加味獨活地黃湯)으로 바꾸어 20일분을 처방하였다.

5월 11일에는 위와 방광을 치료[VqIqⅢ",+VqXc,]하였다. 5월 18일에 내원하였다. 설사는 호전되었다. 토음체질로 감별한 이후에는 밤에 한 번도 실례하지 않았다고 한다. 하지만 불안한 기분은 아직 있다고 한다. 간혹 소변을 본 후에 조금 새는 경우가 있다는 것이다. 그래서 하초(下焦)에 힘을 주는 치료[ⅨoVc.+VoXc.× 3]를 했다.

현재까지 11회 침 치료를 했다. 얼굴도 밝아졌고 여유가 생겼으며 살도 쪘다. 음식을 철저하게 지키고, 주 1회이긴 하지만 침 치료를 꾸준히 받는다면 자신감을 더 회복할 수 있을 것이다. 현재는 한약 이외에 양약은 복용하지 않고 있다.

【표 5】 내원일 표시

월별	내원일
2	23
3	9, 16, 23, 30
4	6, 13, 20
5	4, 11, 18

Tip

삶을 흔들고 또한 지탱하는 것은 흥(興)이다.

▣ 부작용에서 배운다

체질침은 면역치료라고 하고, 흔히 부작용(副作用)의 의학이라고 부른다. 체질침은 인체가 가진 면역 시스템에 작용한다. 그래서 체질감별이 잘못되거나 혹여 처방 단위의 선택이 적절하지 못하면 부작용을 유발한다. 임상에서 오래 수련한 8체질의사도 여전히 체질감별은 어려운 숙제다. 그런데 환자로부터 얻게 되는 정보 중에 치료 부작용 정보는 아주 유용한 체질 감별의 도구가 될 수 있다.

* 이○○, 49세 女

신장 160cm / 체중 64kg (20대 이후 최고 체중 67kg / 최저 체중 55kg)

1) 2013년 7월 17일(水)

지난 1년간[11] 신촌 8+1한의원과, 대치동의 전○○ 클리닉, 그리고 부천의 K한의원에서 거의 수음체질(Ves.)로 치료를 받았다고 한다. 신촌에서 전○○ 원장에게 치료받을 당시에 다른 젊은 의사가 단 한번 목양체질로 감별한 적이 있다고 한다.

주소증은 수지지절통(手指指節痛)으로 아침에 심하다고 한다. 모친이 류마티스성 관절염을 앓았는데, 본인에게서는 아직 혈액검사로 류마티스 인자가 검출되지는 않았다고 한다. 조소(彫塑)를 전공하였고, 학교에서 미술 특별활동을 지도하고 있으므로 평소에 손가락을 많이 쓴다고 한다.

이곳 시흥에 거주하고 있는데, 가까운 곳에서 치료를 받고 싶어서 인터넷을 검색하여 우리 한의원을 찾게 되었다고 한다.

---

11 '증상이 심할 때마다' 정도의 빈도로

초진에서 보니 외형으로는 전혀 수음체질이 아니다. 환자 앞에서 이런 표현은 잘 안 쓰는데, "절대로 수음체질은 아닙니다."라고 하였다. 맥진을 하니 우수(右手)의 2지에 맥이 있는데, 좌수(左手)의 맥은 명확하지 않다.

외형을 참고하여 목양체질로 판단하고,[12] [Hep. IoVoⅢ"oⅨo]를 시술하였고 환자는 돌아갔다.

2) 2013년 7월 18일(木)

어제 침을 맞은 후에 기분이 좋았고, 잠도 잘 잤다고 한다. 그런데 오늘 아침에 손가락 증상은 별 변화가 없었다. 환자의 혈압을 측정해보니 100/60이었다. 그래서 류마티스 처방의 1단과 2단을 바꾸어서 [Hep. VoIoⅢ"oⅨo]를 시술하였다. 목양체질에서 [ⅠⅤⅢ"]은 고혈압 처방이다. 그래서 혈압이 낮으면 [ⅠⅤⅢ"set]를 [ⅤⅠⅢ"set]로 바꾸어 써야 한다.

두 번째로 "절대로 수음체질은 아닙니다."라고 하였다.[13]

침을 맞고 나간 후에 얼마간 있다가 환자가 몸이 불편하다면서 다시 왔다. 침을 맞고 한의원을 나가는데, '갑자기 허기가 졌다.'는 것이다. 생협 매장에 들렀는데 마침 시식 코너가 있어서 급하게 이것저것 집어 먹었다는 것이다. 그런 후에 속이 아프고 머리가 어지럽고 띵하면서 식은땀이 흐르더니 머리가 아파오기 시작했다는 것이다. 전동베드에 눕히고 이마를 짚어보니 싸늘하고 식은땀이 맺힌 게 보였다.

과연 무엇이 잘못되었을까 궁리를 했다. 내 진료현장을 보러 온 두 원장도 있고, 환자는 누워 있고, 빨리 이 상황에 대한 대책을 도출해야만 한다.

첫 번째로 든 생각은 '환자는 목양체질이 아니다.'였다. 그 다음은 '그렇다면 무슨 체질일까?'로 이어졌고, 오늘 쓴 처방을 생각했다. 선두방이 췌보방(膵補方,Ⅴ)으로 보토(補土)가 된 상황이었다. '보토'와 '갑자기 허기가 졌다.'는 환자의 호소가 연결되었다. 그렇다면 환자는 보토로서 토(土)가 더 촉발된 것이다.

그리고 환자가 지난 1년간 수음체질로 치료를 받지 않았던가? 아무런 효과도 없이 그렇게 지속적으로 치료를 받지는 않았을 것이다. 자침할 때 침을 날리는 시술자라면 영수(迎隨)를 제대로 지키기는 어렵다.

---

12 컨디션 여하에 따라 맥의 선명도가 달라질 수 있으므로

13 이 날은 '의료인 체질학교'에서 공부하고 있는 서지용 원장과 문경도 원장이 점심시간 이후에 와서, 내 방에서 진료를 참관하며 맥진도 함께 하고 있었다.

내 진료실의 공기는 잔뜩 긴장되어 있고 시간이 흐르고 있다. 빨리 결정해야만 한다. 토음체질로 [Gas. VoⅨ.× 3 +VoⅢ"a.]를 놓았다. 일단은 토(土)를 안정시키려는 목적이었다. 사토보수(瀉土補水)를 3배로 하였다. 또한 이 처방은 자율신경조절방이기도 하니 환자의 몸을 리셋(Reset)한다는 의도도 있었다.

침을 맞고 환자가 좀 진정되는 기미가 있어서 치료실 침대로 옮겨 눕히고 냉장고에 보관하고 있는 소양인 양격산화탕(凉膈散火湯) 1봉을 천천히 먹었다. 환자의 이마가 좀 따뜻해졌고 기분도 좀 안정된다고 하였다. 하지만 머리는 여전히 양쪽 태양혈(太陽穴) 부위로 아프다고 했다. 약을 먹은 후에는 속쓰림이 사라졌다. 양격산화탕을 두 봉 더 드리고 집에 가시라고 했다.

3) 2013년 7월 19일(金)

진료실로 들어오는 환자분의 표정이 밝다. 어제 증상은 잘 회복되었다고 한다. 약은 한 봉만 먹고 한 봉은 남겼다고 한다. 하지만 아침에 손가락증상은 여전했다고 한다. 물론 어제 다시 시술한 토음체질 처방이 류마티스를 겨냥한 것은 아니었다.

세 번째로 "절대로 수음체질이 아닙니다."라고 힘주어 말하였다.

그런 후에 첫날부터 어제까지의 상황과 나의 인식을 있는 그대로 설명해 주었다. 일단은 체질을 확정하는 것이 중요하므로 토음체질로 하여 류마티스 처방인 [Gas. VoIoⅢ"oⅦo]을 자침했다.

하지만 환자는 아직 나의 인도에 선뜻 동참하지 못하겠다는 태도다. 오늘도 지난 1년에 미련을 두고, 수음체질로 계속 치료받고 싶어서 내원했었다고 속내를 보여준다.

내일 아침이 이분과 나와의 관계 정립을 위한 두 번째 고비가 될 것이다.

4) 2013년 7월 22일(月)

토요일에 오지 않았다. 그분을 생각하며 나는 조급해졌다. 주말에 '의료인 체질학교' 강의를 하면서 목요일에 방문했던 두 원장에게 아쉬움을 토로했다. 다시 오지 않을지도 모른다는 막연한 두려움이 있었다.

그러는 데, 다른 여성 원장이 "뭐, 결혼식에 갔겠죠." 하면서 나를 위로해 주었다.

월요일에 아침부터 계속 기다렸는데 소식이 없다가, 퇴근 시간에 임박해서 마지막 환자로 그분이 왔다. 학교에서 수업을 마치고 오느라고 늦었단다.

앉으시라고 하고 토음체질로 감별한 결과를 알려드리고 섭생표를 드렸다. 그리고 내가 그동안 경험했던 두 케이스[14]에 대하여 진지하게 설명을 하였다.

나는 "제가 이선생님이 지닌 수음체질이라는 관념을 깨뜨려드려야, 저와 치료를 지속할 수 있습니다. 저를 믿으십시오!"라고 강조하며 말했다. 환자분은 금요일에도 역시 잠을 푹 잤다고 하였다. 하지만 토음체질 섭생표[15]를 받게 된 이 상황은 그저 황당할 뿐이라고 했다. 비슷한 체질도 아니고 정반대라니 물론 황당할 것이다. 하지만 어쩌겠는가. 나는 나의 신념을 환자에게 제공할 의무가 있다.

나는 이제 그분의 마음 안으로 한 계단 올라섰다. 계속 전진할 수 있을지 정말 잘 모르겠다.[16]

---

14 1. 다른 곳에서 수음체질로 치료받다가 와서, 토음체질로 결정되었으나 그 사실을 받아들이지 않은 환자분. 이분은 전남 고흥에 사시고 목사님의 사모님이다.
　　2. 8체질 하는 친한 동료에게 목양체질로 3년간 치료받았던 환자에게 토음체질 섭생표를 주었던 케이스. 이분은 음식조리 수업을 하시는 분이다.
15 이분은 내가 올해(2013년)에 7월까지 진료실 안에서 토음체질로 감별한 열세 번째 환자이다.
16 이 환자분을 통해 목양체질처럼 퉁퉁하게 생긴 체형의 토음체질도 있다는 중요한 정보를 얻었다.

Tip

소화불량을 주소로 내원하는 금음체질 같은 환자가 있다면 반드시 토음체질을 함께 염두에 두어야 한다.
목양체질과 토양체질 사이에서 헷갈리면 목음체질이다.
토양체질과 목음체질 사이에서 헷갈리면 토음체질이다.

토양체질 속에 금양체질이 많이 숨어 있다.
금양체질 속에 토음체질이 많이 숨어 있다.

10

유전
流轉

돌고 도는 것이 세상사의 이치다.
달[月]이 등[背]을 보여주지 않는다고 해서, 우리가 바라볼 수 있는
달의 얼굴만을 달의 전부라고 규정할 수는 없다. 깊이 감추고 싶은
것을 떳떳하게 스스로 드러내는, 참 용기를 가진 사람이 그립다.

▣ 사암침법(舍岩鍼法)의 유전(流轉)

사암침법의 내용이 처음으로 활자화된 홍종철의『경락학총론』은 1922년에 나왔고, 부산 범어사의 선승(禪僧)들에게 전해진《청낭결(靑囊訣)》필사본(筆寫本)의 성립은 1928년쯤으로 추정한다. 청낭결에는〈정오행침도(正五行鍼道)〉가 포함되어 있는데 그 내용은 사암침법의 정수(精髓)를 요약한 것이다.

일본에서는 메이지유신 이후 한의학의 침체기를 겪었는데, 쇼와(昭和)시대의 초기인 1930년대에 침구부흥운동(鍼灸復興運動)이 일어난다. 침구부흥운동의 모토는 '고전(古典)으로 돌아가라!'인데 여기에서 '고전'이란 단어에 우리가 찾고자 하는 단서가 있을 것이라고 짐작한다. 이때의 고전이란 바로《난경(難經)》을 말하는 것이다. 일본 고전파(古典派)는 왜《난경》에 집중했던 것일까?

일본에서 고전연구회가 창립된 것은 1940년 9월이다. 이 모임은 야나기따니 소레이(柳谷素靈)을 중심으로 하여 이노우에 에리(井上惠理)와 오카베 소도(岡部素道), 혼마 쇼하쿠(本間祥白) 등이 주축이었다. 학문적으로 탐구하고 정리하는 데 열심이었던 사람은 동양대학(東洋大學) 철학과를 졸업한 혼마 쇼하쿠였다. 야나기따니는 1940년 10월에 사암침법의 내용과 거의 흡사한〈오장육부허실(五臟六腑虛實)의 보사(補瀉)〉를 발표하였다.

아마도 1930년대에 한반도의 사암결(舍岩訣) 필사본이 일본에 전해졌던 것 같다. 필사본을 입수한 사람은 당시에 언론계에 종사하던 타카야마 신이치로(竹山晉一朗)[1]인 듯하고, 그는 그것을 야나기따니(柳谷素靈)에게 전했다. 야나기따니와 그를 따르던 사람들은 큰 충격을 받는다. 그들은 이 자료에 깊은 관심을 가지고 연구하며 임상에 활용해보기 시작했고, 사암침법이 가진 체계에 깊은 감명을 받는다. 그리고 사암침법 보사법의 근본인

---

1 타카야마 신이치로(竹山晉一朗)은 야나기따니와 함께『醫道の 日本』을 창간(創刊)했다.

《난경》을 연구하는 그룹이 생겼고, 이 그룹이 고전파라 불리는 사람들이다.

고전파는 사암침법에 진단과 치료체계를 새롭게 정비하여 경락치료(經絡治療)라고 이름을 붙인다. 그리고 이에 관한 책을 발간한다. 야나기따니의 『침구의술(鍼灸醫術)의 문(門)』은 1948년에 나왔고, 혼마(本間祥白)의 『침구경락치료강화(鍼灸經絡治療講話)』는 1949년에 나왔다. 이런 과정의 1940년대에 경락치료의 유행이 일본 열도(列島)를 한바탕 휩쓸고 지나간다. 그런 소용돌이 속에서 일본에 체류하던 소곡(小谷) 이재원(李在元)도 자연스럽게 경락치료의 체계를 접하게 되었을 것이다.

고전파는 경락치료가 자신들의 고유한 침법(鍼法, 五行鍼)이며, 독창적인 치료체계라면서 유럽에서 열리던 국제침술학회(International Congress of Acupuncture)에 알리기 시작했다. 독일의 슈미츠 박사는 1955년에 혼마(本間祥白)의 침구보사요혈지도(鍼灸補瀉要穴之圖)를 독일어로 번역하여 출간하였다. 당(當)해에 야나기따니와 혼마는 국제침술학회(SIA)[2]의 초청으로 프랑스에 갔고 프랑스, 벨기에, 서독의 학회에서 일본의 고전 침구 기술을 소개하였다.

---

2 국제침술학회(SIA)는 1946년에 창설되었으며 본부는 파리에 있다.

■ 8체질의학과 한반도[3]

　체질의학은 우리 한민족의 터전인 한반도란 지정학적 배경을 함께 살펴볼 때 그 특별한 의미가 드러난다. 한반도는 대륙의 끝자락에 있으면서 예로부터 중국문화의 영향권에 있었다. 대륙 쪽의 문화를 받아들이면서도 고려청자나 금속활자, 한글과 같은 우리만의 독창적인 문화를 이룩해왔다. 조선시대 말에 나온 동무 이제마의 『동의수세보원』도 중국의학을 토양 삼아 나온 것으로, 인간을 태소음양인(太少陰陽人)으로 나누어 관찰한 독창적인 의학이론을 담고 있다. 인간을 구분지어 살펴보려는 인식은 서양의학의 오랜 전통 속에서도 있었지만 이제마의 이론처럼, 네 가지의 틀로써 사회론과 인간론을 규정하고 그것을 일관된 논리를 가진 의학체계로 연결한 것은 인류사에서 최초의 인식이었다. 하지만 한반도를 경유하여 중국의학을 받아들인 일본에서는 이런 체계적인 체질이론을 만들어 내지는 못했다.

　반도는 대륙과 해양을 연결하는 키(key)이면서 또 키[舵]이기도 하다. 동무 이제마의 체질이론과 역시 조선시대에 나온 사암의 오행론적 침운용원리를 바탕으로, 1962년에 '체질침'이 탄생했고 1965년에 국제적으로 공표된 논문을 바탕으로 8체질의학으로 체계를 갖추게 되었다. 8체질의학의 이론적 배경인 '화리(火理)'는 생명과 우주를 바라보는 새로운 이론인데 이것은 기독교적 세계관에 근거하고 있다. 이탈리아 반도의 로마인들은 자신들이 받아들인 기독교를 유럽으로 또 전 세계로 전파했고, 해양을 통해 한반도로 유입된 기독교의 신념이 우리 민족이 만든 독창적인 체질이론과 만나 8체질의학으로 성립된 것이다. 이제 8체질의학은 한반도를 키[舵] 삼아서 다시 세계를 향해 전파되어야 할 때이다.

3　이 글은 『학습 8체질의학』의 출간을 앞두고 『한의신문』에 투고한 것이다. 『한의신문』 제1691호(2009년 12월 17일)에 실렸다.

'생명이란 무엇인가?' 생명을 다루는 의학이라면 마땅히 모든 논의의 서두에서 이 질문을 먼저 던져야만 하고, 이에 대한 명확한 답변을 제시해야만 할 것이다. 하지만 서양과 동양의 어떤 의학서에서도 생명은 정의되지 않았고, 서양과학은 물질의 세계로만 천착하고 동양학은 관념론의 모호한 세계로 빠지고 말았다. 그리고 서양과 동양의 어떤 의학도 현재 인류가 직면한 생명위협 요소에 효과적으로 대응하지 못하고 있다.

8체질의학은 중국의학도 아니고 서양의학도 아닌 새 의학(New Medicine)이다. 새 의학인 8체질의학은 약물을 전혀 투여하지 않으면서도 인간의 질병을 근본적으로 치료하고 복원시키는 능력을 갖고 있다. 8체질의학의 주된 치료도구인 체질침은 인체에 불필요한 부하를 주지 않는 치료법이다. 그러므로 지극히 효율적이면서 경제적이다. 경제 만능주의에 휘몰린 의료시장에서 가난한 사람들을 위한 자리는 점점 더 축소되고 있다. 온갖 사회적 구조적 차별 앞에서도 평등한 인류를 위한 미래의학으로서 8체질의학은 그 능력과 사명이 분명히 있다. 8체질의학은 '생명의 빛'이다. 이 땅 한반도에서 인류의 건강하고 평등한 미래를 위한 새로운 빛이 세계를 향해 빛나고 있다.

■ 체질침(Constitution-Acupuncture)[4]

당신은 생명을 본 적이 있는가? 생명이 무엇인지 알고 있는가? 8체질의학은 생명에 대한 진지한 고민으로부터 출발하였다. 8체질의학의 세계는 우리의 눈으로 직접 볼 수 없고 느낄 수도 없는 생명의 원리가 작동하는 세계이다. 생명을 눈으로 확인할 수 없듯이 경락과 경혈 또한 보이지 않는다. 생명과 연관되어 있는 이 세계의 중요한 부분들은 이렇게 눈에 보이지 않게 숨겨져 있다.

체질침은 사람의 팔과 다리에 있는 60개의 중요혈, 즉 장부혈(臟腑穴)에 자극을 주어서 생명활동을 조절하는 치료법으로, 8체질론에 뿌리를 둔 8체질의학의 구성요소 중 하나이다. 8체질의학의 체계는 체질생리, 체질병리, 체질감별, 체질치료로 크게 나눌 수 있다. 그리고 체질치료는 세부적으로 체질침과 체질영양법, 체질섭생법으로 구성된다.

체질침(Constitution-Acupuncture)의 체계는 창시자인 권도원 선생에 의해 1962년 9월에 첫 논문인 「The Constitutional Acupuncture」가 성립하였고, 1965년 10월에 도쿄에서 열린 국제침구학회에서 「A Study of Constitution-Acupuncture」를 공식적으로 발표함으로써, 생리에서 병리, 감별과 치료에 이르는 일관된 8체질의학의 체계가 세상에 알려지게 되었다. 체질침은 8체질의학의 치료 도구 중에서 가장 신속한 효력을 나타내는 치료법이다.

전통한의학적 방법론을 따르는 증치의학에서는 변증이 무엇보다 중요하지만, 체질의학에서는 변증에 앞서서 체질감별이란 절차가 필수적이다. 환자의 체질을 감별하는 것은 그 사람의 세계 속으로 들어가는 문을 여는 것과 같아서, 체질을 정확하게 감별하지 못한다면 체질치료는 시작조차도 할 수 없다. 이렇게 '체질을 감별하는 일'은 체질론 전반에 대

---

4 이 글은 『민족의학신문』에서 '침구 대체의학 아니다.'란 시리즈를 기획한 후, 원고를 요청하여 쓴 것이다. 『민족의학신문』제771호(2010년 8월 26일)에 실렸다.

한 체계적이고 정확한 지식과 아울러 고도의 판단력과 집중력이 요구되는 기술이다. 만약 부정확한 감별로 치료를 시작한다면 해당 질병을 치료하지 못하는 차원을 넘어서 환자의 상태를 더욱 악화시키게 되거나 심지어는 없는 병을 새로 만들어 줄 수도 있다.

국수 이창호 같은 바둑의 고수가, 겉으로 보기에는 지극히 단순해 보이는 동작으로 놓은 돌 하나와, 동네 복덕방에서 내기 바둑을 두는 필부의 한 수를 단지 그 동작의 유사성에 따라 동일하다고 말할 수 있는가? 이는 기본적인 교육만 마친 사람이라면 누구나 판단할 수 있는 문제이다. 그의 손끝에서 반상에 내려앉는 돌 하나에는 그가 거쳐 온 지난날의 모든 경험이 그대로 응집되어 있다. 이런 '행위의 가치'에 대한 차이를 우리는 분명히 인식하고 있고, 이것을 '전문성'이라고 부른다. 이것은 눈으로는 확인할 수 없는 무형의 가치인 것이다.

그런데 엄연히 전문가의 영역에 속한 의료행위를 단지 간편하고 수월하게 보인다는 이유만으로 일반인들이 마음대로 접근해도 된다고 판단하는 재판관이 있다. 일반인이 법률용어를 좀 익혔다고 해서, 판사 대신 법정에 앉아서 판결을 내릴 수 있다고 믿는 재판관은 아마 없을 것이다. 국가 건강보험제도는 의료체계를 비교적 단순하고 획일적인 구조로 구축하였고, 고도의 수련과정과 정밀을 요하는 치료법은 오히려 보험제도의 틀 속에서는 철저히 소외되고 있다. 국가의 체계를 지탱하는 최고의 법률전문가라면 국민의 건강을 위해 어떠한 인식과 판단을 가져야 하는지 홀로 반성하고, 이를 개선하려는 문제의식을 반드시 지녀야만 할 것이다.[5]

---

5 한의매체라고 하여도 전문적인 지식의 결여로 인해 오류를 범할 수 있으므로 편집진에 대해 아래와 같은 당부 말을 덧붙여 보냈었다.
   1. 체질침(Constitution-Acupuncture)은 8체질의학의 고유용어로, '체질침법'이라고 하거나 '팔체질침법'이라고 쓰지 않습니다.
   2. 체질침에 대한 영문용어는 'Constitution-Acupuncture'로 용어 중간에 bar(-)가 들어갑니다.
   3. 그런데 1962년의 논문처럼 'Constitutional Acupuncture'로 쓸 때는 중간에 bar(-)를 넣지 않습니다.

■ 好鬼之言(호귀지언)[6]

한반도와 일본 열도는 옛날부터 중국문화의 영향권에 있었다. 흔히 동양의학(東洋醫學)이라 불리는 중국의학도 대륙에서 체계가 세워진 후 한반도를 통과하여 일본에 전해졌다. 일본은 중국의 상한론(傷寒論)을 바탕으로 임상 면에서 다양한 경험과 논의를 축적했고, 자신들이 집적한 성과를 토대로 황한의학(皇漢醫學)이라고 명명했다. 한반도에서는 조선시대에 허준(許浚)이 당대까지 중국과 한반도에서 이룩한 성과를 집대성한『동의보감(東醫寶鑑)』을 편찬해서 대륙에까지 명성을 날렸다.

그런데 자신의 실제이름조차도 남기지 못하고 별호(別號)로서만 전해지는 위대한 침술 연구가가 이 땅에 있었다. 역사책의 어느 쪽에서도 그는 등장한 적이 없고 다만 후인들이 베낀 필사본(筆寫本) 속에서만 존재하면서 전해져왔다. 그는 바로 '사암(舍巖)'이고, 그가 남긴 침술을 사암침법(舍巖鍼法)이라고 부른다. 사암에 관한 연구를 일생의 과제로 삼았던 고(故) 김달호(金達鎬) 교수의 보고에 의하면 사암은 17세기의 인물이다.

사암침법 이전에 중국의학에는 명대(明代)의 고무(高武)가『침구취영(鍼灸聚英)』에서 논술한 자경보사법(自經補瀉法)이 있었고, 이것을 장세현(張世賢)이 타경(他經)까지 확대 이용하였다. 이때까지는 오행(五行)의 상생관계(相生關係)만을 응용하였는데, 사암은 상생관계에 상극관계(相剋關係)를 결합시키고 자경보사법과 타경보사법을 연결하여 자신만의 독창적인 침법을 만들어냈다. 하지만 그는 이 위대한 침법을 책으로 펴내지 않았고 실명(實名)조차도 후대에 전하지 못했다. 아마도 사암은 정치적으로 배척되던 인물이거나, 자신을 공개적으로 드러낼 수 없는 상황에 처했던 사람이었는지 모른다.

현대(現代)에 와서 사람들이 사암의 실명이 '황정학(黃廷學)'이라고 하거나 혹은 '연학

6　이 글은 시흥지역의 인터넷 매체인 '컬쳐인시흥'에 [이 한마디]란 제목으로 연재했던 칼럼에서 뽑았다.

(延學)'으로 칭하거나, 임란(壬亂)때 활약했던 사명대사(四溟大師)의 수제자라고 주장하기도 한다. 그런데 사암침법의 필사본들이 주로 절집[寺刹]을 통해서 많이 전승되었으므로 사암이 아마도 선가(禪家)에 속한 사람이었을 것이라는 추측이 설득력을 얻고 있다. 그는 석굴(石窟)에서 득도하였다고 하며 그래서 도호(道號)가 사암이 되었다는 것이다.

사암선사(舍巖禪師)는 자신의 저작에 붙인 서문인 「오행서(五行序)」를 다음과 같이 끝맺고 있다. "信醫之病可見(신의지병가견) 好鬼之言莫聽(호귀지언막청)" 이 문장을 옮기면, "의사를 믿으면 병을 고칠 수 있는 방도가 생기니, 귀신이나 좋아할 얘길랑 듣지를 마라." 이렇다.

과연 우리 시대는 의사를 믿을 수 있는 시대일까? 나의 말이 혹 사람보다는 귀신을 즐겁게 하지는 않을까? 반성할 일이다.

■ 선악의 갈림길[7]

체질론을 공부하면서 나는 한 때, 어떤 사람이 지닌 '악(惡)'은 그 사람의 몸과 마음이 건강하지 못하기 때문이라고 생각했다. 그래서 조폭 두목 김OO, 조OO 같이 사회에서 흔히 악인으로 불리는 사람들은 체질적으로 건강하지 못한 상태에 처해 있을 거라고 믿었다. 하지만 마치 타고난 것 같은 악인들이 사회의 곳곳에서 멀쩡하게 버젓이 활개 치고 있는 상황들을 보면서 '악'에 대해 다시 궁리해보게 되었다.

그러던 중 고(故) 박완서 선생의 작품인 『그 많던 싱아는 누가 다 먹었을까』에서 실마리를 찾았다. 작품 중에 이런 문장이 있다. "선한 사람 악한 사람이 따로 있는 것이 아니라, 사는 동안에 수 없는 선악의 갈림길에 있을 뿐이라고 생각하고 있다." 내게 새로운 깨달음을 준 대작가의 위대한 통찰이었다.

이를 통해 나는 사람이 지닌 선과 악이란 조건과 선택의 결과일 뿐 그 사람의 건강상태와는 아무런 상관이 없으며, 절대적이고 변하지 않는 선과 악이란 존재하지 않는다는 결론에 도달했다. 건강에 전혀 문제가 없는 '악인'이나 '사기꾼'이 분명 가능하다는 것이다.

사실 '가치'란 지극히 상대적이다. 전장(戰場)의 영웅(英雄)은 상대편에게는 불구대천의 원수(怨讐)인 것이다.

호기심이 아주 많고, 외향적이며 급하고, 낙천적이며 사교성이 넘치고, 언변이 좋은 토양체질인 사람은, 고(故) 이태석 신부 같이 자신을 전혀 돌보지 않고 오로지 이웃을 위해 헌신하는 삶을 살 수도 있고, 영화 「캐치 미 이프 유 캔」의 주인공처럼 현실적인 기반은 전혀 없이 순전히 거짓으로 점철된 삶의 조건 속으로 빠져들 수도 있다. 레오나르도 디 카프리오가 연기한 주인공은 실존 인물이다. 이 두 인물은 사회적인 통념으로 보면 선과 악

---

7 이 글은 시흥지역의 인터넷 매체인 '컬쳐인시흥'에 [이 한마디]란 제목으로 연재했던 칼럼에서 뽑았다.

의 양 극단(極端)에 섰다고 볼 수 있다. 악이란 부조리한 삶의 조건에 대한 자기표현인 셈이다.

홈쇼핑 화면 속에서 상품 설명에 열심인 쇼핑호스트는 분명 '아쉽게도 상품이 단 몇 점 밖에 남지 않았다.'는 자신의 멘트가 새빨간 거짓임을 잘 안다. 그는 자신이 속한 회사의 선(善)을 위해 소비자를 속이는 악(惡)을 선택하고 있는 것이다.

그렇다면 삶의 수많은 '선악의 갈림길'에서 과연 우리 스스로에게 선택의 결정권이 있기는 한 것일까? ⋯⋯⋯

■ 공항(空港)에서 공황(恐慌)에 빠지다[8]

공항은 인간의 오랜 꿈이 현실이 되는 곳이다. 공항에서는 이카루스처럼 날개를 달지 않아도 하늘을 향해 날아오를 수 있다. 그런데 비행기가 활주로로 가기 위해 처음 움직이는 그 순간에, 스스로는 전혀 원치 않았던 퍼포먼스로 JL 972편의 이륙을 되돌릴 뻔한 사람이 있다.

가수 김장훈은 TV 연예 프로그램에 출연해서 공황장애와 무대공포증으로 고통 받았던 사연을 털어놓았다. 김장훈 외에도 개그맨 이경규, 배우 김하늘과 차태현 등이 공황장애에 의한 괴로움을 토로한 바 있다. 공황장애는 특별한 이유 없이 예상치 못하게 나타나는 극단적인 불안 증상을 말한다. 즉, 공황발작이 주요한 특징인 질환이다. 공황발작이 일어나면 극도의 공포심이 느껴지면서 심장이 터질 것처럼 빨리 뛰거나, 가슴이 답답하고 숨이 차며 땀이 나는 등의 신체증상이 동반되면서, 죽음에 이를 것 같은 극도의 불안 상태에 빠지는 것이다.

공황장애를 가진 사람은, 예측하지 못한 공황발작이 반복되면서 공황발작이 다시 올 것에 대한 지속적인 걱정과, 공황발작의 영향이나 결과에 대한 걱정이 생기고, 공황발작과 관련한 현저한 행동의 변화가 있게 된다. 공황장애에는 광장공포증이 동반되는 경우가 있는데 광장공포증은 백화점 같은 공공장소에 혼자 놓여 있게 되는 것을 두려워하는 것이다. 높은 곳을 두려워하여 비행기를 타지 못하는 영화감독 우디 앨런이 가진 고소공포증이나, 드라마 시크릿 가든에서 현빈이 연기한 김주원이 엘리베이터와 같은 닫힌 공간

---

8 한국의료생협연합회 주관으로 2012년 11월 17일부터 21일까지 일본의 아마가사끼의료생협과 한신의료생협 등을 견학, 연수하고 돌아왔다. 그때 겪었던 일을 연수단의 일원이었던 김삼석 대표의 『수원시민신문』에 투고하려고 썼다. 실제로 신문에는 원래 분량을 축약하여 실었다. 『수원시민신문』 제160호 (2012년 12월 13일)에 실렸다.

을 두려워하는 폐소공포증도 공황장애와 비슷한데, 모두 불안장애에 속한다.

지난 11월 17일 김포공항, JL 972편을 타고 오사카로 떠나는 우리는 21명으로 구성된 연수단이고, 연수단장은 일행 중에 공황장애를 가진 분이 있다고 내게 미리 알렸다. 20여 년 전 신혼여행 때 비행기를 타고 아주 오랜만에 용기를 내어 공항에 오게 되었다고, 함께 갈 부군이 설명해 주었다. 근래에는 KTX에 탔다가 급히 내린 적도 있다는 것이다.

비행기가 움직이려 하자 바로 흥분해서 소리를 지르기 시작했다. 앞좌석에서 뒤를 보며 손만 꼭 잡아주고 있던 나는 급히 자리를 바꿔 옆자리로 갔다. 그리고 침을 꺼내어 연속적으로 처치를 했다. 그 상황에 놀란 스튜어디스가 달려와서 비행기를 돌려야 하느냐고 외쳤다. 또한 치료 중인 내게는 힐책하는 표정으로 알아듣지도 못하는 말을 뱉었다. '아임 코리안 메디슨 닥터! 이츠 아큐팡춰.'라고 형식을 갖춰서 소리치지는 못했다. 다행히 당사자는 금방 진정되었다. 비행기는 돌아가지 않았다.

초등학교 6학년 여름방학이었다. 나는 혼자 외갓집에 가는 중이었다. 소이역[9]에 내리면 외할아버지가 계신 한내[10]까지는 꽤 먼 거리를 걸어야 한다. 근데 도중에 비를 만났다. 아직 거리가 많이 남아서 마음은 급해졌는데 우산도 없고, 설상가상으로 아랫배가 뒤틀리기 시작했다. 둘러봐도 몸을 감출만한 곳은 어디에도 없고, 참고 참다가 신작로를 벗어나 논둑으로 내려가서 엉덩이를 급히 내렸지만 이내 속옷에 실례가 된 상태였다. 나는 외갓집에 도착하자마자 변소로 달려가서 속옷을 벗어 들고 나와서 펌프로 물을 길어 빨았다. 그때 나는 어렸지만 나중에 들어오신 외할아버지께 그날 겪은 일을 말하지 못했다.

서른 살 쯤에, 1년 정도 꾸준히 새벽에 등산을 겸하여 약수터에 다녔다. 그런데 어느 날 아침에 물통을 들고 집을 나섰다가 도중에 배탈을 만난 것이다. 이때는 어느 사설주차장에 딸린 화장실이 용하게도 열려 있어서 가까스로 큰 낭패를 면했다. 그런 곤란을 간혹 겪는다. 만약에 기내에 화장실이 없는 작은 비행기를 타고 짧지 않은 시간을 비행해야 한다면, 난 그 비행을 선뜻 결정하지 못할 것이다. 내 대장(大腸)이 약하고 예민하기 때문이다.

이모의 결혼식에 참석하기 위해 아내와 함께 서울 강변터미널에서 충주까지 직행버스를 타고 간 적이 있다. 서울에서 충주까지 가는 동안에는 중간에 휴게소에 쉬지 않는다.

---

9 충북 음성군 소이면에 있는 충북선 소이역. 소재지는 소이면 대장리이다.
10 충북 음성군 소이면 한내리

물론 직행버스 안에는 화장실이 없다. 아내는 방광(膀胱)이 예민하다. 예전에 버스를 탔다가 소변을 오래 참아서 결국 방광염에 걸려서 고생했던 기억을 돌이키게 되는 것이다. 충주에 도착하기 전에 주덕[11]쯤부터 버스가 좀 밀렸다. 아내는 식은땀을 흘리면서 아주 힘들어 했다. 아내는 여전히 장거리 버스여행을 공포로 받아들인다.

대장이 예민한 것과 방광이 예민한 것으로 인해 어떤 특정한 상황을 부담스럽게 여기는 것이나, 공황장애를 앓고 있는 환자가 먼저 공황발작을 겪은 후에 그런 상황에 다시 처하는 것을 두려워하는 기제(機制)는 동일하다고 생각한다. 그는 마음[心臟]이 예민한 것이다. 배가 뒤틀리듯이, 오줌보가 팽창하듯이, 그의 마음이 흔들리는 것이다.

이런 사람에게 병원에 다니는 것이 능사(能事)는 아니다. 병원에 가서 '당신은 공황장애 환자입니다.'라고 선고(宣告)받고, 잊지 않고 매일 약을 먹으면서는 자신이 환자임을 계속 되뇌이게 된다. 그의 마음을 흔드는 조건은 그에게 있다. 그리고 그와 그를 둘러싼 환경에 있다. 약은 그런 환경조건을 개선시켜주지는 못한다. 다만 흔들리는 마음을 일시적으로 안정시켜줄 뿐이다. 병원에 다니면서 성실하게 치료를 받았고 비행기를 타기 전에 예방 삼아 약을 먹었는데도, 결정적으로 '이륙 퍼포먼스'를 막아내지는 못했던 것이다.

모든 스포츠가 균형이 관건이다. 상대와 직접 부딪히는 경기는 누가 먼저 상대의 균형을 무너뜨리는지가 중요하고, 혼자서 펼치는 종목은 스스로의 균형을 얼마나 잘 유지하느냐가 관건이다. 사람의 질병도 몸의 균형의 문제이다. 사람에게 있어 균형감은 자신이 가진 조건에 따라 내부 혹은 외부 인자에 의해 좌우된다. 나는 그 여성분의 손을 꼭 잡고 말했다. '당신의 마음을 안정시키는 일은 스스로 손바닥을 뒤집는 것처럼 쉬운 일이다. 공황장애란 놈은 엉덩이를 뻥 차서 안드로메다로 쫓아버리라.'고. 마음을 쉽게 뒤집으려면 먼저 스스로를 아는 것으로부터 시작해야 한다. 그런 후에 쉽게 흔들리지 않도록 자기의 조건을 견고하게 만들면 된다.

공항에 가면 이륙이 두려운 사람이 있다. 귀국하는 길에는 미리 게이트 앞에서 체질침을 맞고 한숨 푹 자면서 날아 왔다.

---

11 충주와 음성의 사이

11

계시

啓示

모든 창조(創造)는 신(神)의 몫이다.

"체질맥도를 계시를 통해 보았다."가 성립한다면, 그 체질맥도는 누군가의 작위(作爲)에 의해 고쳐져서는 안 될 것이다.

이게 아니라면 하도(河圖)나 낙서(洛書)와 같은 경우라고 말하고 싶은 것이다. 그렇다면 그 맥도를 누군가 먼저 만들었다고 고백하는 것과 같다.

■ 8체질의학에서 체질맥도(體質脈圖)[1]의 성립에 관한 궁리

　동호(東湖) 권도원(權度杬) 선생은 「1차 논문」을 발표한 1965년부터 체질맥(體質脈)에 관하여 서술하거나 말할 때는 "8영상(映像)의 발견"[2]이라고 한다. 일반적으로 영상이란 빛에 비친 그림자란 뜻으로 입체가 아니고 평면이다. 그렇다면 체질맥진에서는 이 영상(reflection)의 의미를 '손가락 면(面)을 스크린 삼아서 인체의 내장기관이 보내는 연합된 사인(sign)' 쯤으로 이해해 보자. 이를테면 그것은 입체감이 있는 3D 영상인 셈이다.

　나는 권도원 선생이 세운 체질맥의 세계 속으로 파고들다가, 2013년 1월 23일에 체질맥도(體質脈圖)의 성립에 관한 깨달음을 얻었다. 나의 깨달음은 '최초의 체질맥도가 구상(構想)되었다'는 것이었다. 그런데 그것은 이미 1995년에 풀잎이란 아이디로 한의사통신망인 동의학당에서 활동했던 한의사 조종진이 도달한 곳[3]이었다.

　조종진이 자신의 글에서 제시한 '오행상극 체질맥상의 기본구상도'로 인해 이것이 이미 드러났으므로, 나는 다른 방법으로 체질맥도에 대해 살펴보기로 했다.

　나는 먼저 한 가지의 질문을 내게 던졌다.
　'왜 체질맥 발견의 날은 없는가?'

1　체질맥진도(體質脈診圖), 체질맥상도(體質脈相圖), 모두 같은 의미다.
2　8체질의학론 개요, 『동방학지』 제106집, 1999. 12.
3　조종진, 「권도원의 체질침 연구 비판」 1995.

1. 왜 '체질맥 발견의 날'은 없는가?

1) 체질맥의 발견

권도원 선생은 1965년에 체질침의 「1차 논문」⁴을 발표한 이래로 '체질맥은 발견되었다'고 일관되게 말하고 있다.

Ⅲ. 진단

이상에서 고찰해 본 바처럼, 이론적인 측면이나 실제 임상적인 측면을 모두 만족하는 정확한 진단(병형의 확정)이 이루어지지 않았다면 체질침 치료처방을 사용할 수가 없는 것이다. 그렇기 때문에 체질의 8개 병태의 정확한 진단을 위하여 필자는 해당 병형에 의거한 질병명, 발열과 오한의 형태, 땀, 대변, 신체의 좌우측에 따른 증상의 발현상, 음식과의 상관성, 약물학적인 반응, 계절변화에 따른 관련성, 그리고 환자의 체형와 성격에 따라 달리 발현되는 상이점 등을 배열해 놓고 상호 대조해 가면서 연구해 보았다.

특히, 맥을 관찰하면서 필자는 모든 인체 장기의 기능이 해당 장기가 처해 있는 상태 그대로 맥에 반영된다는 신비한 사실을 알게 되었다. 필자는 체질의 특성과 8개 병형의 특성을 알아내기 위해 애를 썼고 마침내 그림 10에서 보듯이, 좌수 우수의 도합 여섯 부위의 맥에서 각 장기가 내보내는 반향 8가지를 발견해 낼 수 있었다. 이 맥진은 일반적으로 행해지는 전통적인 맥진과는 다른 맥진법인데 좌우 6 군데의 맥으로부터 8 가지의 대조적인 도식을 얻는 것을 목표로 한다.⁵

【표 1】 체질맥 발견에 관한 언급

년도	장소[매체]	내용
1994. 2. 19.	도올서원 강연	그것은 병맥처럼 오늘 있다가 내일 사라지고 모레는 다른 맥이 나오는 것이 아니라 나서부터 죽는 시간까지 변하지 않는 그 사람이 가지고 있는 맥이 있어요. 그것이 8종류예요. 그것이 발견된 것입니다.

---

4   Dowon Kuan, 「A Study of Constitution-Acupuncture」 1965. 10. 20.
5   해당 부분 번역함.

1994. 8.	『빛과 소금』	8체질의 서로 다른 장기구조의 생기활동 표현이 요골동맥에서만 발견되게 한 창조의 이치에 감탄할 뿐이다. 9번째 장기구조는 없지만 혹 9번째 체질 맥상이 있을까 하여 8맥상을 찾아낸 것보다 더 많은 시간을 들여 찾아보았으나 없었다.
2002. 5. 16.	연세대 강연	여기는 무엇인고 하니 동양 사람이 오천년 동안 병을 진단하려고 맥진하던 곳이에요. 맥 잡는 곳. 여기서 진단이 바로 되는지 안 되는지는 모르지만 좌우간 여기서 맥을 잡아 진단한다는 그 자린데, 거기보다 조금 방법이 다르긴 합니다. 그 자리에 자기 자신의 싸인이 있다고 하는 것을 오천년 동안에 지금 발견하게 된 것입니다. 이것이 발견된 겁니다.
2009. 11. 5.	『미래한국』	8체질의학에서는 인간의 요골동맥에서 각 체질마다 다른 특정한 싸인을 발견했는데, 여기에는 각 체질을 구분하는 교통규칙과 같은 일정한 규칙이 있다는 점을 알게 됐습니다.

2) 왜 '체질맥 발견의 날'은 없는가?

그런데 권도원 선생은 날짜에 민감하다.

【표 2】 날짜에 민감한 증거

구분	날짜	내용과 이유
기고일 표시	1963. 10. 23.	『대한한의학회보』에 [체질침 치험례]를 기고한 날짜를 명시함. 10월 23일이 권도원 선생의 생일임.
발표일 표시	1972. 6. 8.	「2차 논문」에서 체질명칭을 개정한 이유를 밝히면서 날짜를 언급함. 이 날짜는 해당되는 8체질의 명칭이 경향신문 기사를 통해 처음 알려진 날이다.[6]
기록에 남은 날짜의 변경	1965. 10. 20을	도쿄 국제침구학회에서 「1차 논문」을 발표한 날이다. A Report To International Congress of Acupuncture In Tokyo.—October 20, 1965
	1965. 10. 24로	도올서원 강연에서, "이 8체질론은 1965년 10월 24일 동경에서 국제적으로 발표가 되었습니다." 『월간조선』 인터뷰에서, "대회가 10월 24일이었는데, 이틀 전에야 초청장이 왔습니다. 곧바로 출국해 논문을 성공적으로 발표했습니다."
생일의 변경	10월 24일로	「화리」의 탈고일을 1983년 10월 24일로 명시함.

---

6 경향신문, 1972년 6월 8일 [5]면

위의 표에 나온 것처럼 공식적인 기록으로 남은 「1차 논문」 발표일까지도 의도적으로 바꿀 정도로 날짜에 민감한데, 8체질의학의 역사에서 아주 중요한 날로 기록될 만한 '체질맥 발견의 날'은 왜 기록으로 남기지 않았던 것일까? 어떤 맥은 언제, 또 다른 맥은 언제 어떤 상황에서 발견되었다고 말하고 싶지 않았을까? 그렇게 한다면 '체질맥 발견'의 역사성이 대중들과 후학들에게 더 생생하게 전달되지 않았겠는가? 왜 그렇게 하지 않았을까? 나는 이런 의문으로부터 이번 궁리의 실마리를 잡았다.

3) 8이란 프레임

권도원 선생은 1963년에 한의사가 되자마자 국제적인 학술대회에서 자신이 만든 체질침의 체계를 발표하려고 시도한다. 동무 이제마를 추앙하던 시절부터도 이현재(李賢在)의 영향으로, 그는 '8'이란 구분에 사로잡혀 있었다. 그는 그의 체질침이 최소한 '4'상체질침이어서는 의미가 없다고 생각했다. 그래서 1962년에 체질침이 최초 성립한 때부터 그의 체계는 8에 집중되었다. 8이란 프레임은 '동무 이제마'와 구분되는 '동호 권도원'의 정체성이었던 것이다.

4) 감별법의 중요성

의학이란 치료에 앞서 진단이 필요하다. 체질의학은 치료에 앞서 반드시 체질감별이 선행되어야 한다. 감별법 없는 체질의학은 무용지물이다. 권도원 선생은 자신 있게 선언한다.

> 지구상에 완전한 감별법을 가진 체질론은 8체질론뿐이며 감별법 없는 체질론은 실용의학이 될 수 없다. [7]

그렇다면 8체질의학의 독특한 감별법인 체질맥진법은 어떻게 시작되었을까? 권도원 선생은 자신의 맥진법을 "전통적인 맥진과는 다른 맥진법인데, 좌우 6 군데의 맥으로부터 8 가지의 대조적인 도식을 얻는 것을 목표로 한다."고 하였다.

---

[7] 1995. 5. 「체질은 왜 여덟인가」 『빛과 소금』 122호

5) 삼부맥진법(三部脈診法)

　요골동맥에서 맥동을 살펴서 사람의 질병 상태를 진단한 것은 한의학의 오랜 전통이다. 이것을 삼부맥진법(三部脈診法)이라고 하는데, 역대의 의가(醫家)들마다 좌우맥(左右脈)의 촌·관·척(寸關尺) 삼부에 장부(臟腑)를 배속하는 것에 이견(異見)이 있었다.

　정론(定論)이 없다는 것은 누구도 정답을 발견하지 못했다는 뜻이다. 이 중에서는 『맥경(脈經)』을 지은 왕숙화(王叔和)의, 좌수(左手)는 심[촌], 간[관], 신[척]으로, 우수(右手)는 폐[촌], 비[관], 명문[척]으로 나눈 논설이 가장 유력하다.

　아래 표에서 선대(先代)의 의가들과는 다른 견해를 제시한 사람이 있다. 좌수 척부(尺部)에 대장(大腸)을 배속한 장개빈(張介賓)이다. 이시진(李時珍)과 이중재(李中梓)는 대조적으로 우수 척부에 대장을 배속했다. 장개빈의 견해를 기억해 둘 필요가 있다.

【표 3】 촌구장부배위학설비교표[8]

寸口臟腑配位學說比較表

右手 尺	右手 關	右手 寸	左手 尺	左手 關	左手 寸	學說
腎/中腹	胃/脾	肺/中胸	腎/中腹	肝/鬲	心/中膻	素問
腎/命門	脾/胃	肺/大腸	腎/膀胱	肝/膽	心/小腸	難經
命門 三焦(子戶/膀胱)	脾/胃	肺/大腸	腎/膀胱	肝/膽	心/小腸	王叔和
命門/三焦	脾/胃	肺/大腸	腎/膀胱	肝/膽	心/小腸	李杲
三焦/心包絡	脾/胃	肺/大腸	腎/膀胱	肝/膽	心/小腸	滑壽
腎/大腸	胃/脾	肺/中胸	腎/小腸	肝/膽	心/中膻	李時珍
腎/大腸	脾/胃	肺/中胃	腎膀胱/小腸	肝/膽	心/中膻	李中梓
三焦命門小腸	脾/胃	肺/中膻	腎/大腸膀胱	肝/膽	心/心包絡	張介賓
大腸/腎	胃/脾	中胸/肺	膀胱小腸腎	肝/膽	中膻/心	金醫宗
腎/小腸三焦	脾/胃	肺	腎大腸膀胱	肝/膽	心	喩昌

注:

8　寸口臟腑配位學說比較表, 吳國定, 『내경진단학』 대성문화사, 1983　p.248.

6) 비교맥진법(比較脈診法)

일본에서 오수혈을 이용하는 침법을 쓰는 경락치료파(經絡治療派)는 진단 도구로 비교맥진법(比較脈診法)을 쓴다. 삼부맥진법을 시행하면서 각 자리에 나타나는 맥상의 세기를, 양쪽에서 오행의 상극관계로 비교하여 장부와 경락의 허실(虛實)을 판명하는 것이다.

권도원 선생의 체질침이 여구혈(蠡溝穴)에서 비롯되었다는 일화(逸話)는 많이 알려졌다. 나는 그 여구혈이 경락치료파의 일원인 이노우에 에리(井上惠理)의 취혈표(取穴表)에서 근거했다는 것을 밝힌 바 있다.[9] 이런 관계로 보면 권도원 선생은 정식으로 한의사가 되기 전부터 일본의 경락치료파와 관련된 책들을 보고 있었다는 것을 짐작할 수 있다.[10] 당연히 비교맥진법에 대해서도 알고 있었을 것이라고 짐작한다.

7) 장부의 기능과 위치에너지

나는 어느날 『동의보감』을 펴다가 아래 그림을 보았다. 내경편(內景篇)에 있는 신형장부도(身形藏府圖)이다.

【그림 1】 신형장부도

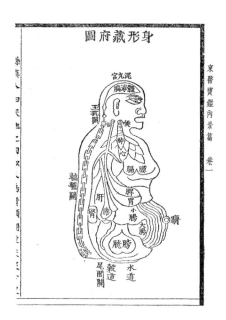

---

9   이강재, [端緖는 蠡溝] 2010. 4. 27.
    체질침에서 동무(東武)와 사암(舍巖)이라는 확실한 근거가 있으니, 일본의 의가나 서적으로부터 받은 아이디어나 영감에 대하여는 구태여 밝히고 싶지 않았을 것이다.
10 일제시대에 초등교육을 받아서 일본어에 능하다.

그리고 권도원 선생이 「1차 논문」에서 밝힌 것을 떠올렸다. 그는 아래와 같이 말했다.

"특히, 맥을 관찰하면서 필자는 모든 인체 장기의 기능이 해당 장기가 처해 있는 상태 그대로 맥에 반영된다는 신비한 사실을 알게 되었다."[11]

이 말에는 여러 의미가 함축되어 있다는 것을 알았다.

1. 인체 장기의 기능은 장부(臟腑)의 강약(强弱)으로 나타나고, 이것은 체질마다 다르다.
2. 해당 장기가 처해 있는 상태란, 장부에 따라 몸통 안에서 위치해 있는 장소가 다르고, 그에 따라 위치 에너지에 차이가 있을 거라는 뜻이다. 특히 폐(肺)는 상부에 있지만, 폐의 부(腑)인 대장(大腸)은 하부에 있다.
3. 맥에 반영된다는 것은 그런 장부의 기능과 상태가, 맥동의 강도(强度)와 맥동의 부위[寸·關·尺]로서 반영된다는 것이다.

그래서 아래와 같은 표를 만들어 보았다.

【표 4】 장부의 위치에너지

肺(前)	心	肺(上)
	脾 胃	
	肝 膽	
腎(後)	大腸 膀胱	腎(下)

앞에서 나는 장개빈의 견해에 대해 말했었다. 우수이든 좌수이든 척(尺) 부위에 대장을 배합시켰던 의가들은 몸통에서 대장이 차지하는 위치에 주목했던 것이다. 내가 만든 표에서는 토(土)인 췌(脾)와 위(胃), 목(木)인 간(肝)과 담(膽), 수(水)인 신(腎)과 방광(膀胱)의 위치에너지는 비슷하게 표시하고 있다. 입체적으로 보면 폐(肺)는 상부이면서 앞쪽에 있고, 신(腎)은 하부이면서 뒤쪽에 있다.

---

[11] Dowon Kuan, 「A Study of Constitution—Acupuncture」 1965. 10. 20. 해당 부분 번역함.

그런데 장부의 기능이 맥에 반영되는 기전에는 변수가 있는데, 직접적으로 혈액을 송출하고 있는 심장(心臟)이다. 각 체질의 내장구조에서 심장이 어떤 서열에 있는지가 변수이다.

8) 체질맥도의 구상과 체질맥의 발견

권도원 선생은 1962년부터 체질침 논문을 늘 쓰고 있었을 것이다. 국제침술학회는 비교적 정기적으로 열리고 있었으므로, 늘 쓰고 있어야 기회가 되었을 때 바로 제출할 수 있다. 체질침 논문의 핵심은 바로 감별법이다. 8이란 프레임이 이미 정해져 있었으므로 그에 적합한 감별법만 도출하면 되는 일이었다. 그는 침법의 아이디어를 얻었던 것처럼, 일본의 경락치료파가 시행하고 있던 비교맥진법에 주목했다. 그리고 8병형(病型)의 장부 기능에 따라 여덟 종류의 맥상(脈相, pulse reflections)을 구상(構想)했다. 이 대목이 아주 중요하다.

구상이란 일종의 가설(假說)이다. 8종류의 맥도(脈圖)가 먼저 구상되지 않았다면 결코 체질맥을 발견하지는 못했을 것이다. 권도원 선생은 근래에 체질맥진의 숙련도에 대해서 말하면서 "8체질은 맥을 짚기가 정말 어렵습니다. 20만 번은 해봐야 겨우 감이 와요."[12]라고 말했다. 이렇게 짚기가 어려운 체질맥을 기본적인 구상 없이 발견할 수가 있겠는가?

그런데 1964년[13]의 어느날, 비교맥진법으로는 도저히 성립할 수 없는 맥을 짚게 된 것이다. 아마도 'Jupita Ⅰ'의 맥이었을 것이다. 이 맥은 양쪽 관부(關部)에서 모두 강한 맥동이 있다. 좌우의 관맥(關脈)에서 동시에 강하게 뛰는 것은 비교맥진을 해야지 쉽게 발견할 수 있다. 좌관인 간[肝, 木]과 우관인 비[脾, 土]는 상극(相剋)이기 때문에, 이것은 비교맥진법으로는 이해할 수 없는 맥인 것이다.

그런 후에 관심을 이와 비슷한 조건의 상황에 집중하면서 그가 애초에 구상했던 맥도와 다른 맥상을 추가로 발견하게 되었던 것이다. 그러니 당연하게도 '체질맥 발견의 날'은 특정할 수가 없었던 것이다.

---

12 "체질을 알면 天命을 안다"『월간조선』 2011년 5월호
13 1964년은 내가 추정하는 체질맥 발견의 해이다.

Mercuria Ⅰ			Jupita Ⅰ
腎 〉肝 〉肺 〉心 〉膵	肝	心	肝 〉心 〉腎 〉膵 〉肺

다시 한번 강조한다. 체질맥도가 먼저 구상되었고 나중에 체질맥을 발견하였다. 그리고 임상의 경험이 누적되면서 맥도를 수정하여야 할 필요가 생기게 된다. 권도원 선생이 체질맥도를 구상했다는 증거는 1995년에 조종진이 보고했다. 또한 체질맥 발견의 증거는 소위 유동맥(流動脈)이라고 불리는 'Jupita Ⅰ/Ⅱ'와 'Mercuria Ⅰ/Ⅱ'의 맥상이다. 이에 대하여는 소악(素岳) 이주송(李柱松)의 책[15]을 발견하면서 풀렸다.

9) 체질맥도와 내장구조의 변화

8체질 내장구조 변화는 체질맥도 구상이나 체질맥 발견과는 별개로 독자적으로 진행되었다. 진맥(診脈)이란 맥(脈)을 촉감(觸感)한 결과로서 판단하는 행위이다. 그러므로 맥은 손끝에서 촉감으로 발견(發見)하는 것이다.

현재의 8체질의학 체계에서 유동맥을 보이는 체질은 목양체질, 목음체질, 수양체질, 수음체질의 네 체질이다. 그런데 공교롭게도 이들 네 체질이 「1차 논문」에서 내장구조가 보고된 이후 20년 만에 내장구조가 변경되었다고 보고[16]된 것이다.

권도원 선생은 내장구조에 따른 체질맥도 구상과 체질맥이 일치[17]되는 것을 보고, 체질맥에서 내장구조의 아이디어를 얻으려고 집착했을 가능성이 있다. 체질맥은 분명히 세 손가락 아래에 있다. 하지만 위 네 체질의 체질맥은 내장구조를 토대로 구상한 맥도대로

---

14 Mercuria Ⅰ은 수양체질인데 MercuriaⅡ인 수음체질의 맥도와 구분하기 위해 간맥(肝脈)과 폐맥(肺脈)을 표시하였다. JupitaⅠ은 목양체질인데 JupitaⅡ인 목음체질과 구분하기 위해 심맥(心脈)을 표시하였다. 하지만 목양체질의 현재 내장구조에서 2강 장기는 신(腎)이다. 그러니 이 맥도는 「1차 논문」의 내장구조에 따라 구상된 흔적이다.

15 素岳 李柱松 編 『體質醫學』 開拓社, 1973.

16 이필자, 「체질의학의 체질분류법에 따른 식품기호도와 영양상태의 상관성에 관한 연구」, 『한국영양학회지』 1985.

17 Hespera Ⅰ/Ⅱ, SartunaⅠ/Ⅱ

반영하지 않았다.[18] 이 사실로만 본다면 체질맥의 발견이 내장구조 확정을 지체시킨 일면이 있다.

10) 유동맥(流動脈)

권도원 선생은 처음에는 유동맥의 방향성(方向性)을 완전하게 알지 못했다. 그 증거가 이주송의 책이다. 그래서 처음 체질맥 발견 당시에는 Jupita I과 II, Mercuria I과 II의 맥도에서 구분점이 필요했을 것이다. 결과적으로 유동맥은 최강장기 만을 반영하는 것처럼 보인다. 간(肝)과 담(膽)은 인접해 있어서 위치에너지가 비슷할 것이다. 또한 신(腎)은 제일 후방(後方)에 있고, 방광(膀胱)은 제일 아래에 있으니 이도 서로 비슷할 것이다. 또한 고정맥을 보이는 네 체질은 상부에 최강 장기가 있고, 유동맥을 보이는 네 체질은 하부에 최강장기가 있다.

2. 조종진이 도출한 체질맥상(體質脈象)에 관하여

조종진[19]은 「권도원의 '체질침 연구' 비판」[20]에서 '오행상극(五行相克) 체질침법 체질 도표'와 그 도표에서 제시한 각 유형의 내장구조에 기반한 체질맥상(體質脈象)을 '오행상극 체질맥상의 기본구상도'로 도출하였다.

【표 6】오행상극(五行相克) 체질침법 체질 도표

正克體質群	太過型*	不及型
木實體質 (木克土型)	肝, 心, 腎, 肺, 脾	肝, 腎, 肺, 心, 脾
火實體質 (火克金型)	心, 脾, 肝, 腎, 肺	心, 肝, 腎, 脾, 肺
土實體質 (土克水型)	脾, 肺, 心, 肝, 腎	脾, 心, 肝, 肺, 腎
金實體質 (金克木型)	肺, 腎, 脾, 心, 肝	肺, 脾, 心, 腎, 肝
水實體質 (水克火型)	腎, 肝, 肺, 脾, 心	腎, 肺, 脾, 肝, 心

---

18 내장구조와 안 맞는 대표적인 경우는 M II와 J II이다.
   현재의 내장구조 배열로도 유동맥을 가진 체질의 맥도는 제대로 도출되지 않는다.
19 한의사, 조종진한의원, 동의학당 ID는 '풀잎'이다.
20 이 글은 1995년 11월 15일부터 1995년 11월 22일까지 한의사통신망 동의학당에 기고한 글들을 묶은 것이다.

反克體質群	太過型	不及型
土實體質 (土克木型)	脾, 心, 肺, 腎, 肝	脾, 肺, 腎, 心, 肝
金實體質 (金克火型)	肺, 脾, 腎, 肝, 心	肺, 腎, 肝, 脾, 心
水實體質 (水克土型)	腎, 肺, 肝, 心, 脾	腎, 肝, 心, 肺, 脾
木實體質 (木克金型)	肝, 腎, 心, 脾, 肺	肝, 心, 脾, 腎, 肺
火實體質 (火克水型)	心, 肝, 脾, 肺, 腎	心, 脾, 肺, 肝, 腎

【표 7】 오행상극 체질맥상의 기본구상도

木實	木克土 木太過	木克土 土不及	木克金 木太過	木克金 金不及
火實	火克金 火太過	火克金 金不及	火克水 火太過	火克水 水不及
土實	土克水 土太過	土克水 水不及	土克木 土太過	土克木 木不及
金實	金克木 金太過	金克木 木不及	金克火 金太過	金克火 火不及
水實	水克火 水太過	水克火 火不及	水克土 水太過	水克土 土不及

조종진은 이 기본구상도를 제시하면서 먼저 작도법(作圖法)을 밝혔는데, 작도법 설명에 앞서 이런 단서를 붙였다.

"1965년 논문을 기준으로 언급하기로 한다. 일백프로[21] 일치되지 않더라도 〈전개하는 이치가 그렇겠구나〉 하고 이해하여 주시기 바란다."

조종진이 제시한 작도법은 아래와 같고, 두 유형에 대해 작도 결과를 제시하였다.

【표 8】체질맥 작도법

①	太過型의 가징 큰 臟器(太過힌 臟器)의 脈象表示 符號	⊙
②	두번째로 큰 臟器의 脈象表示 符號 (不及型인 境遇, 가장 큰 臟器인 境遇도 이에 해당함)	◎
③	보통 크기 臟器의 脈象表示 符號	○
④	기타 작은 臟器들의 脈象表示 符號	*
⑤	不及型의 가장 不及한(즉, 가장 작은) 臟器의 脈象表示 符號	표시 없음

【표 9】체질맥 작도 결과

폐태과형(肺太過型)	H I	—*—‖—◎—
장부대소	肺 腎 脾 心 肝	—○—‖—*— —⊙—‖—*—
표식으로 고침	⊙ ◎ ○ * *	
간불급형(肝不及型)	H Ⅱ	—*—‖—*— —◎—‖—
장부대소	肺 脾 心 腎 肝	—◎—‖—○—
표식으로 고침	◎ ◎ ○ * —	

---

21 이 문장을 읽어보면, '100%는 아니지만 거의 100%에 가깝기는 하겠구나'하는 기대를 갖게 되지 않겠는가? 이 「권도원의 '체질맥 연구' 비판」이 처음부터 상당히 공격적이면서 자신감 있게 전개되어 왔기 때문에, 결론 부분에 놓인 이 대목에서 더 기대감이 고조된 것은 나만의 감흥은 아니었을 것이다.

그리고 이후에 별다른 설명이 없이 기본구상도를 제시하면서 글을 마쳤다. 그런데 동의학당에서 풀잎의 글을 읽은 독자들 중 아무도, 그가 제시한 '체질 도표'와 '기본구상도'를 비교하여 검증해 볼 생각을 하지 않았던 것 같다. 그에게 완전히 설득 당했거나 관심이 별로 없었거나 둘 중에 하나일 것이다. 우선 그의 설명을 따라 작도해 본, 위의 두 맥도가 그가 제시한 구상도와 일치하는지 검증해보는 것이 순서일 것이다. 위의 두 유형은 권도원 선생의 「1차 논문」에서 Hespera I과 II에 해당한다. 폐태과형이 H I이고, 간불급형이 H II다.

【표 10】 체질맥 작도법 검증

작도 결과		오행상극 체질맥상의 기본구상도	
金實 肺太過型	金實 肝不及型	— ○ —┬— ○ — - ○ —┼— • - - ◎ —┼— • -	- • —┬— ○ - - ○ —┼- - ○ —┼— • -
—*—‖—◎— —○—‖—*— —◉—‖—*—	—*—‖—*— —◎—‖- —◎—‖— ○ -	金克木　金太過	金克木　木不及

금실 폐태과형은 비교적 일치하지만, 금실 간불급형은 세 곳에서 강약(强弱)의 표시가 다르다. 작도를 한 후에 구상도를 만들 때는 다른 맥도를 가져다 쓴 것이다.[22] 그것은 바로 권도원 선생의 맥도이다. 그래서 나는 조종진이 제시한 20 가지 유형의 맥도를 모두 검증하였다. 그가 제시한 방식으로 '오행상극(五行相克) 체질침법 체질 도표'의 내장구조대로 20개의 맥도를 그려보았다. 그랬더니 네 개의 맥도가 작도한 것과 다르게 제시되어 있었다. 이 네 개의 맥도는 권도원 선생의 논문에 있는 것을 그대로 옮겨 놓은 것이었다. 20개 중에 네 개의 실수(失手)라니, 혹자는 '80%는 맞았네'라고 말할 수도 있다. 하지만 그

---

22 나는 이 부분이 조종진의 꼼수라고 생각한다. '자, 봐라! 너희들이 神처럼 받드는 사람이 만든 金科玉條 같은 체계가 이렇게 간단한 수고를 통해서 도출되지 않았느냐'라고 말하고 싶었던 것이라고 짐작한다. 그는 이글을 연재하면서 '권도원 선생의 특명전권대사'처럼 나섰던 배철환과 글을 통해 많이 다퉜다. 권도원 선생의 체계를 거의 무비판적으로 수용하면서 자신을 향해 공격을 가하고 있는 무리들을 향해 냉소적인 카운터를 날리고 싶었던 것 같다. 나는 오늘 조종진에게 전화를 걸어 옛일에 대해 물었으나 '기억이 없다. 기본적으로 원리에 충실하려고 했다.'는 답을 받았다. 꼼수가 있었는지 물었으나 그 부분은 직접 대답하지 않았다. / 20130126

렇지 않다. 조종진은 지금 권도원 선생의 체계를 비판하고 있다. 그 비판 대상은 '8'이다. 그러므로 그가 제시한 것은 확률이 50%였던 것이다.

[표 11]에 짙게 표시된 네 개의 맥도가 작도의 내용과 다르게 제시되었다

하지만 그렇다 하여도, 조종진은 권도원 선생이 제시한 「1차 논문」의 '8병형의 맥상'이 내장구조를 통해서 구상되었다는 아이디어와 일정 부분의 증거를 제시한 공(功)이 있다고 나는 평가한다.

【표 11】조종진 맥도 검증 결과

金實 金太過	金克木 金太過	金克木 木不及	金實 木不及
土實 土太過	土克水 土太過	土克水 水不及	土實 水不及
木實 木太過	木克金 木太過	木克金 金不及	木實 金不及
水實 水太過	水克土 水太過	水克土 土不及	水實 土不及

3. 체질맥도의 성립과 수정 과정

【표 12】체질맥도의 성립과 수정

과정	년도	내용
1) 체질맥도의 최초 성립	1963. 11.~1965. 2.	체질침 논문의 국제학술대회 제출 필요
2) 첫 보고[23]	1965. 5.	제13차 국제침술학회[24]
3) 1차 수정 / 2차 보고	1965. 10. 20.	국제침구학회[25]
4) 2차 수정	1965. 10.~1973.	이주송의 『체질의학』[26]
5) 3차 수정 / 3차 보고	1973. 9.	「2차 논문」
6) 4차 수정 / 4차 보고	1996. 10.	배철환의 『8체질건강법』

1) 체질맥도의 최초 성립

1963년 10월 23일에 『대한한의학회보(大韓漢醫學會報)』에 투고한 [체질침 치험례]에는 맥진과 관련하여 집맥(執脈)이라는 용어가 단 한 번 나온다.

"나는 執脈과 몇 가지의 問診으로 病根이 少陽人의 胃熱에 있는 것을 알고 鍼으로 商陽, 厲兌, 三里, 委中을 迎하여 주었다."

위의 문장은 사용한 용어로 보나 처치방식으로 보나 1963년 10월의 인식이 아직 「62

---

23 오스트리아 빈에서 개최된 제13차 국제침술학회의 논문 원고 마감일이 1965년 3월 15일이었다. 그러므로 권도원 선생의 체질맥도는 원고 마감일 이전에 성립하였을 것이다.

24 오스트리아 빈에서 5월 8일부터 11일까지 개최되었다. 권도원 선생은 이 논문이 오스트리아 침술학회 회장이었던 요하네스 비스코 박사를 통해 대신 보고되었다고 「1차 논문」을 통해 밝혔으나, 그 사실을 확인하지는 못했다. 이 학술대회에 권도원 선생과 함께 논문을 보냈다가 함께 참석이 불발되었던, 당시 부산 삼세외과의원 원장이었던 송태석의 논문은, 『대한한의학회보』에서 '발표되었다'고 공식적으로 확인된 바 있다.

25 일본에서 열리는 국제침구학회에 참석하기 위해 국내에서 검증을 받던 1965년 5월에 이미 1차 수정된 상태였다.

26 素岳 李柱松 編 『體質醫學』 開拓社, 1973.

논문」의 상태에 머물러 있음을 보여주고 있다. 「1차 논문」에 오면 위 처방과 같이 모든 혈에 영법(迎法)으로만 하는 방법은 없다. 그러므로 집맥(執脈)이란 체질맥진(體質脈診)을 말한 것이 아니다. 집맥이 체질맥진이었다면 여타의 문진(問診)은 필요하지 않기 때문이다.

이 글의 투고일을 첫 기준으로 한다. 제13차 국제침술학회의 논문 원고 마감일은 1965년 3월 15일이었다. 이것이 나중 기준이다. 이 두 기준에 의해 나는 체질맥도의 최초 성립은 아마도 1964년 중이었을 것이라고 추측하고 있다.

2) 첫 보고

1964년에 최초 성립한 체질맥도가 포함된 체질침 논문이 1965년 5월에 오스트리아 빈에서 열린 제13차 국제침술학회에서 요하네스 비스코 박사에 의해 보고되었다고, 권도원 선생은 「1차 논문」을 통해 밝혔다.

"필자의 본 연구의 일부는 1965년 5월 비엔나에서 개최되었던 제13회 국제침술학회에 요하네스 비스코 박사를 통하여 보고된 바 있다. 그 이후 필자는 '8병형의 맥상'이라는 제목이 붙은 그림10을 포함하여 몇 가지 용어를 개정할 필요성을 느껴 본 논고를 통하여 이를 개정하였다. 심지어 그림11은 삭제해버렸다. 이제 필자는 현재의 수정된 논문을 제출한다."

3) 1차 수정과 2차 보고

첫 보고된 논문에 포함된 '8병형(病型)의 맥상(脈相)'은 수정[27]되어, 1965년 10월 20일에 일본 도쿄에서 권도원 선생에 의해 보고되었다.

---

27 "이 도표의 원본은 1965년 5월 비엔나에서 개최되었던 국제침술학회에 보고된 것인데 이번 그림은 다소 수정된 것이다."

【그림 2】「1차 논문」 맥도

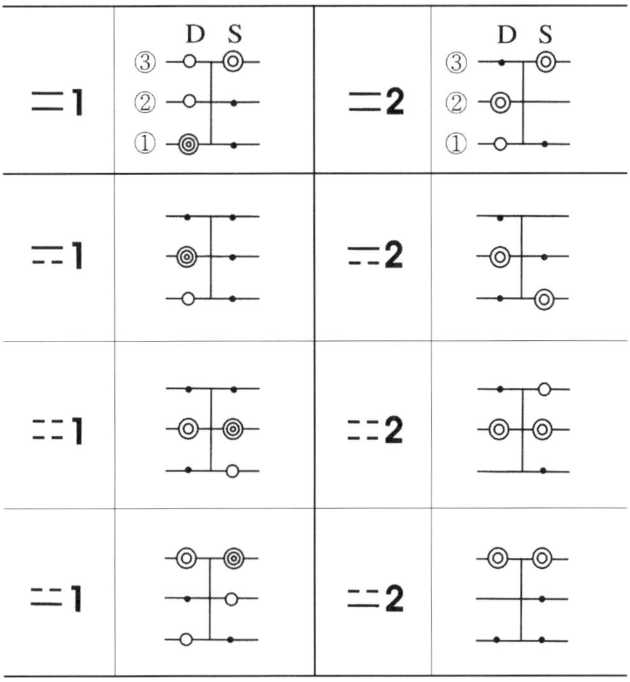

4) 2차 수정

나는 국립중앙도서관에서 자료를 찾다가 우연히 『체질의학』이란 책을 발견하였다. 이 책은 소악(素岳) 이주송(李柱松)이 엮은[編] 것이다. 책에 실린 그의 약력으로 보면 한국체질침학회의 회원으로 활동했던 인물로 추정된다. 이 책은 1973년 10월에 나왔다. 이 책에 흥미롭고 놀라운 그림이 있었다.

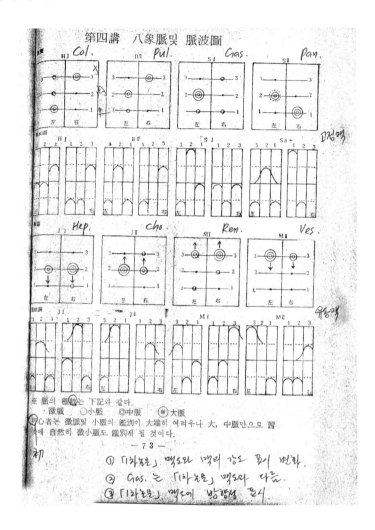

여기에 이주송이 제시한 맥도는 「1차 논문」의 맥도가 「2차 논문」의 맥도로 변화해 간 중간 과정을 보여주는 소중한 자료라고 나는 평가한다. 부위별 맥의 강도를 「1차 논문」의 맥도보다 자세히 표시했고, S I의 맥도는 「1차 논문」과 조금 다르다. 또한 맥에 방향성(方向性)을 구체적으로 표시했다.

S I의 맥도가 변화한 것은, 지금의 명칭으로는 토음체질인데, 이에 대해 새로운 경험

---

28 검은색으로 寸, 關, 尺이라고 쓴 것은 보관된 책에 이미 표기되어 있었고, 나머지 글씨는 내가 메모한 것이다.

들이 누적되면서 맥도를 수정해야 할 필요가 생긴 것이다.

그리고 아래쪽의 그림을 보면 「2차 논문」의 맥도가 어떻게 구상되어 도출되었는지 가늠해 볼 수 있다.

「1차 논문」의 맥도와 비교하여 표시가 변화된 것을 아래에 표로 정리한다.

【표 13】「1차 논문」맥도와 이주송 맥도 비교

강도(强度)의 변화	HI, SII, JII, MII
유동성(流動性)의 추가	JI, JII, MI, MII
맥도의 변화	SI

5) 3차 수정과 3차 보고

권도원 선생은 「2차 논문」에서 「1차 논문」의 맥도와 「2차 논문」의 맥도가 동일하다고 하였다. 하지만 이미 위에서 내가 밝힌 것처럼 이는 진실이 아니다.

C. 알기 쉬운 體質脈診圖

先天的인 8體質에 先天的으로 具備되어 있는 8種의 脈相을 發見하여 唯一한 體質診斷法으로 이미 發表하였으나 그 後에 그 傳授와 8體質脈의 特徵把握을 더 容易하게 할 수 있도록 構想한 脈診圖를 여기에 報告한다.(Fig.6)

이 Fig.6은 1차발표문의 Fig.10, 2차발표문의 Fig.3과 동일하다.

다만 동일하다고 선언한 것뿐이다. 오히려 「1차 논문」과 「2차 논문」의 내장구조는 동일하다. 하지만 맥도는 동일하지 않다. 이로써 체질맥도는 최초 성립으로부터 세 번째로 수정된 셈이다.

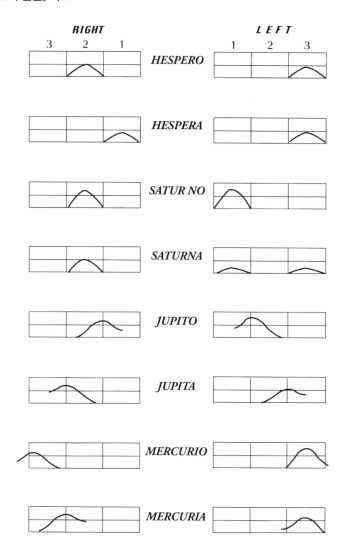

8 constitutional pulse formations

LEFT - Left hand of patient
RIGHT - Right hand of patient

1 - 1st (index) finger of physician
2 - 2nd (middle) finger of physician
3 - 3rd finger of physician

---

29 「2차 논문」 '8체질의 脈相'

6) 4차 수정과 4차 보고

4차 수정 체질맥도는 소위 '동그라미 맥도'로 불리는 것이다. 배철환이 엮은 『8체질건강법』에 수록되었고, 이를 양달선(楊達先)이 『자연의학(自然醫學)』에 실었다. 하지만 이 맥도는 근본적으로 「2차 논문」의 맥도와 동일한 것이다. 다만 맥동의 표현 방식이 다를 뿐이다. 이 맥도는 8체질을 감별할 수 있는 맥진기를 개발하기 위해 특별히 체질맥을 압축적으로 표현해 놓은 것이다.

권도원 선생은 『미래한국』과의 인터뷰에서, 체질맥진의 방법에 대하여 지금까지 알려졌던 개념과는 조금 다른 방향으로 말하였다. 1지와 2지, 그리고 3지의 손가락에 7군데[30]의 부위에서 하나를 찾아내는 방법이라고 하였고, 양쪽에 각각 일곱 군데의 부위에서 6개가 없어지고 하나가 나타나야 하는데, 이렇게 나온 양쪽을 합한 것이 하나의 체질을 나타내는 체질맥이라는 것이다.

나는 이 언급이 좀 애매했었는데, 근래에 보게 된 권도원 선생의 8체질의학 관련 특허 출원서 중에서 이와 연관된 단서를 발견하였다. '8체질의학에 의거한 체질 감별 맥진기 특허 출원 신청서'[31]에 아래 그림이 나온다.

【그림 5】체질맥이 강하게 느껴지는 부위의 구분

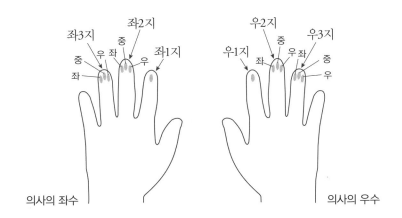

그리고 그림의 아래에 다음과 같은 설명을 달았다.

---

30 체질맥이 나오는 부위가 '7'인 것은 8체질론적 수리개념인 생성수(生成數) 7과 통한다.
31 특허공보, 1996. 12. 30.

【표 14】체질맥의 강도

> 左2指中과 右3指中이 强한 체질을 PULMOTONIA
>
> 左1指, 右3指中이 强한 체질을 COLONOTONIA
>
> 左2指中과 右1指가 强한 체질을 PANCREOTONIA
>
> 左2指中과 右1指와 右3指中이 强한 체질을 GASTROTONIA
>
> 左2指中과 右2指左가 强한 체질을 HEPATONIA

곰곰이 생각해보니 권도원 선생은 체질맥의 진행이나 흐름에 관하여는 직접 언급한 적이 없다는 것을 알았다. 권도원 선생이 직접 체질맥을 설명한 대목을 보자. 「1차 논문」에서는 다음과 같이 표현했다.

"the doctor should try to find out under which finger the pulse remains strongly to the end."

(번역) 의사는 끝까지 눌려질 때까지 힘 있게 유지하는 맥을 찾으려고 노력해야 한다.

도올서원 강연에서는 8체질의 구분에 관하여 소개하면서 '맥이 강하게 뛴다.'고 표현하였다.

"부교감 신경이 항상 흥분되어 있는 사람의 4체질은 맥을 짚으면 그 사람 오른쪽 맥의 가운데 맥이 항상 강하게 뛰어요. 그리고 나머지 4체질은 교감신경이 항상 흥분되어 있는 사람인데 그 사람은 왼쪽 맥의 끝 맥이 항상 강하게 뛰어요."

그러므로 권도원 선생의 체질맥에 대한 개념은 '세 손가락 7 군데 부위 중의 한 곳에서 힘 있게 뛰는 맥동'이라고 할 수 있겠다. 이제는 '동그라미 맥도'에서 O표가 의미하는 바를 잘 알 수 있게 되었다. 환자의 체질맥이 가장 강하게 솟는 곳을 표시한 것이다.

【그림 6】동그라미 맥도

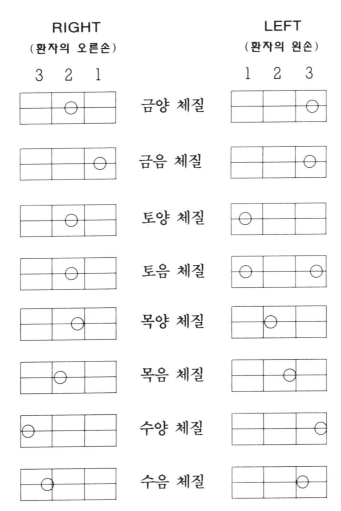

RIGHT
(환자의 오른손)

LEFT
(환자의 왼손)

1···의사의 제 1 지(식지)
2···의사의 제 2 지(중지)
3···의사의 제 3 지(약지)
* ○표는 환자의 맥이 가장 강하게 솟는 곳을 표시함.

참고 문헌 및 자료

Dowon Gwon, 「The Constitutional Acupuncture」 1962. 9. 7.

권도원, 「體質鍼 Constitution-Acupuncture」 1965. 7. 『大韓漢醫學會報』 16호

Dowon Kuan, 「A Study of Constitution-Acupuncture」, 『國際鍼灸學會誌』 醫道의 日本社, 1966.

Dowon Kuan, A Summary of the Thesis「A Study of Constitution-Acupuncture」 1965. 12.
　　　　『대한한의학회보』 21호

權度沅, 「체질침에 관한 연구」 1966.1. 『대한한의학회보』 22호

Dowon Kuan, 「Studies on Constitution-Acupuncture Therapy」 『中央醫學』 中央醫學社, 1973. 9.

Dowon Kuan, 「Studies on Constitution-Acupuncture Therapy」

권도원, 「체질침 치료에 관한 연구」, 『明大論文集』 제7집, 1974. 1.

권도원, 「하나님攷」 『기독교사상』 265호, 1980. 7.

권도원, 「화리」 『과학사상』 1999. 가을

김민수, 「사암침법과 8체질침법 처방의 조성 원리에 대한 비교 연구」, 『대한침구학회지』 제24권 제6
　　호, 2007. 12.

박성식, 「東武 李濟馬의 家系와 生涯에 대한 研究」 『四象醫學會誌』 1996.

서용원, 「SLE환자에서 ITP진단으로 비장적출술 후 혈소판감소를 팔체질침으로 호전시킨 치험례」,
　　『대한침구학회지』 제23권 제4호, 2006. 8.

이강재, 「체질침 처방의 구조와 구성원리에 관한 궁리」 2013.

이강재, 「8체질의학에서 체질맥도 성립에 관한 궁리」 2013.

이기태, 「본태성고혈압의 체질적 분포에 관한 조사 연구」 1970.

이인선, 「사암오행침법의 기본형태와 이론에 관한 고찰」, 『대한침구학회지』 제24권 제1호, 2007.

이필자, 「체질의학의 체질분류법에 따른 식품기호도와 영양상태의 상관성에 관한 연구」 『한국영양학
　　회지』 1985.

정용재, 「사상의학과 8체질론의 비교 연구」 2012.

조종진, 「권도원의 '체질맥 연구' 비판」 1995. 11.

권도원, 체질침 치험례, 『대한한의학회보』 1권 7호, 1963. 11.

권도원, 체질과 침, 『의림』 제45호, 1964.

권도원, 8체질을 압시다, 『빛과 소금』 113호, 1994. 8.

권도원, 체질은 왜 여덟인가, 『빛과 소금』 122호, 1995. 5.

권도원, 체질을 알려주는 병들, 『빛과 소금』 124호, 1995. 7.

권도원, 전통음식이 건강을 지켜준다, 『빛과 소금』 131호, 1996. 2.

권도원, 8체질의학론 개요, 『동방학지』 제106집 1999. 12.

권도원, 8체질치료에 관하여, 『민족의학신문』 제892호, 2013. 3. 7.

이강재, 端緖는 蠡溝, 2010. 4. 27.

이상길, 토음체질 캐내기, KOMA 동의학당, 1999. 3.

이상길, 토음체질 치험례, KOMA 동의학당, 1999. 11.

권도원, 『화리(火理)』 동틴암연구소, 2003.

배철환, 『8체질건강법』 고려원, 1996.

송광수, 『체질침의학』 한국체질침의학회, 1981. 3.

양달선, 8종류의 체질의 감별법, 『自然醫學』 1997. 7.

염태환, 『동의사상처방집』 행림서원, 1967.

염태환, 『체질침진료제요』 윗고니사, 2007.

吳國定, 『내경진단학』 대성문화사, 1983

이강재, 『학습 8체질의학』 행림서원, 2009.

이주송, 『체질의학』 개척사, 1973.

주석원, 『8체질의학의 원리』 통나무, 2007.

최경규, 『8체질』 엘림출판사, 2009.

허준, 『東醫寶鑑』 人民衛生出版社, 1982.

권도원, 도올서원 강연 자료, 1994. 2. 19.

권도원, 상지대학교 강연 자료, 1999. 6. 10.

권도원, 송암관 강연 자료, 1999. 10. 28.

권도원, 한동대학교 강연 자료, 1999. 11. 13.

권도원, 연세대 새천년관 강연 자료, 2002. 5. 16.

권우준, 신기회 강의 자료, 2001. 9. 15.

조병제, 천영호, 최경규 외, 부산지역 8체질 한의사 모임 자료

서울특별시 한의사회가 주최한 제1회 한의학연구발표회, 『醫林』 34호, 1962.

동아일보, 1962년 11월 22일

경향신문, 1972년 6월 8일 [5]면

"모든 사람은 8가지 체질을 타고 난다." 『미래한국』 357호, 2009. 11. 18.

"체질을 알면 天命을 안다" 『月刊朝鮮』 2011년 5월호

"체질침 고단방 처방 구성 원리 밝혔다" 『민족의학신문』 제887호, 2013. 1. 24

8체질의학과 한반도, 『한의신문』 제1691호, 2009. 12. 17.

체질침(Constitution-Acupuncture), 『민족의학신문』 제771호, 2010. 8. 26.

好鬼之言(호귀지언), 컬쳐인시흥

선악의 갈림길, 컬쳐인시흥

공항(空港)에서 공황(恐慌)에 빠지다, 『수원시민신문』 제160호, 2012. 12. 13.

8체질의학에 의거한 체질 감별 맥진기 특허 출원 신청서, 『특허공보』, 1996. 12. 30.

찾아보기

지은이

장迷道는 16년째 8체질의학에 泪沒하고 있는 한의사다.

학습 8체질의학 II ECM Eleven Issues

지은이 ──────── 장迷道
펴낸이 ──────── 이갑섭

1판 1쇄 인쇄 ──────── 2013년 10월 1일
1판 1쇄 발행 ──────── 2013년 10월 5일

발행처 ──────── 杏林書院

　　　　　　　전화　02) 2279-1980~1
　　　　　　　　　　 02) 597-4671~2
　　　　　　　팩스　02) 2275-8750
　　　　　　　이메일　Haenglim46@hanmail.net
출판등록 ──────── 1995년 6월 13일(제300-1995-87호)

© 장迷道, 2013

ISBN 978-89-954501-0-9 93510

값 30,000원